HÁBITOS Y RUTINAS DE MAÑANA PODEROSAS

Transforma tu Vida Iniciando el Día de con el Pie Derecho

EGBERT WEST

© **Copyright 2022 – Egbert West - Todos los derechos reservados.**

Este documento está orientado a proporcionar información exacta y confiable con respecto al tema tratado. La publicación se vende con la idea de que el editor no tiene la obligación de prestar servicios oficialmente autorizados o de otro modo calificados. Si es necesario un consejo legal o profesional, se debe consultar con un individuo practicado en la profesión.

- Tomado de una Declaración de Principios que fue aceptada y aprobada por unanimidad por un Comité del Colegio de Abogados de Estados Unidos y un Comité de Editores y Asociaciones.

De ninguna manera es legal reproducir, duplicar o transmitir cualquier parte de este documento en forma electrónica o impresa. La grabación de esta publicación está estrictamente prohibida y no se permite el almacenamiento de este documento a menos que cuente con el permiso por escrito del editor. Todos los derechos reservados.

La información provista en este documento es considerada veraz y coherente, en el sentido de que cualquier responsabilidad, en términos de falta de atención o de otro tipo, por el uso o abuso de cualquier política, proceso o dirección contenida en el mismo, es responsabilidad absoluta y exclusiva del lector receptor. Bajo ninguna circunstancia se responsabilizará legalmente al editor por cualquier reparación, daño o pérdida monetaria como consecuencia de la información contenida en este documento, ya sea directa o indirectamente.

Los autores respectivos poseen todos los derechos de autor que no pertenecen al editor.

La información contenida en este documento se ofrece únicamente con fines informativos, y es universal como tal. La presentación de la información se realiza sin contrato y sin ningún tipo de garantía endosada.

El uso de marcas comerciales en este documento carece de consentimiento, y la publicación de la marca comercial no tiene ni el permiso ni el respaldo del propietario de la misma. Todas las marcas comerciales dentro de este libro se usan solo para fines de aclaración y pertenecen a sus propietarios, quienes no están relacionados con este documento.

Índice

Introducción … vii

1. ¡Buenos días! ¿O no? … 1
2. Cómo capacitarse a sí mismo … 23
3. Potenciar su cuerpo para la felicidad … 47
4. Potencie su mente para ser feliz … 67
5. Potenciar tu espíritu para la felicidad … 89
6. Cada pequeña cosa que haces … 111

Conclusión … 153

Introducción

La mayoría de las personas, si no todas, tienen una cosa en común: la búsqueda de la felicidad. Haríamos casi cualquier cosa para ser felices, como ver nuestros programas de televisión favoritos, pasar tiempo con nuestros seres queridos, ir de compras y planear vacaciones, sólo por nombrar algunos. ¿Por qué, entonces, algunos de nosotros luchamos contra la felicidad general?

Imagínate esto: Te levantas de la cama por la mañana.

Has dormido bien, o al menos eso crees. Sin embargo, al levantarte, te das cuenta de que te sientes malhumorado.

Es como si alguien te hubiera arrojado una tonelada de ladrillos sobre los hombros. Te diriges a la cocina y tu esposa ya ha preparado la máquina de café.

Introducción

La cocina huele de maravilla, ya que también se está preparando el desayuno, mezclado con el olor del café recién hecho. Su cónyuge le saluda alegremente, pero usted murmura algo inaudible.

En un intento de animarte, tu cónyuge intenta charlar y hacer bromas. No sirve de nada y sólo te hace sentir peor.

Te enfadas, no hacia tu cónyuge sino hacia ti mismo.

Desgraciadamente, lo pagas con los que te rodean.

Deseas desesperadamente cambiar este estado de ánimo, pero como ya has arruinado la mañana para todos, decides seguir de mal humor. Todavía en este estado, sigues preguntándote por qué te sientes así y por qué no puedes parar. Incluso empiezas a pensar en cómo disculparte más tarde. Ahora no es el momento adecuado.

Si alguna vez te ha pasado esto, debes saber que no eres el único. Todo el mundo se equivoca a veces. Sin embargo, si esto ocurre con regularidad, es una luz roja que indica una advertencia: algo va mal y tienes que hacer algo al respecto. Quizá no sepas qué hacer. ¿Cómo lo arreglarías?

Este libro le dará todas las herramientas que necesita para alcanzar esa esquiva felicidad.

Introducción

Juntos, encenderemos ese fuego interior que devolverá la alegría a su vida. Si crees que eres una causa perdida, olvídate de ese pensamiento.

No tienes que ser una víctima de tus circunstancias, incluso si éstas son provocadas por tu actitud. Tienes acceso a un gran poder, y es hora de utilizarlo.

Algunas personas creen que no merecen ser felices.

Algunos incluso piensan que querer ser feliz es un deseo egoísta. ¿Qué opinas al respecto? La verdad es que la felicidad es algo que se supone que debemos desear. Quieres que los demás sean felices, ¿verdad? Puede ser tu cónyuge, tus hijos, tus parientes, tus colegas o tus amigos, o con suerte, todos ellos. ¿Qué es lo que te descalifica para querer ser feliz? También exploraremos eso.

Ser feliz afectará a tus pensamientos y, por tanto, a tus acciones. Sin embargo, no sólo se aplica a uno mismo.

Formas parte de una sociedad, lo que significa que tus acciones, pensamientos y felicidad influyen en los que te rodean. Volvamos a ver el ejemplo. Cuando te has levantado de la cama sintiéndote malhumorado, ¿crees que tu cónyuge lo ha dejado pasar por alto? Por supuesto que no.

Probablemente se preocuparía durante todo el día, preguntándose qué le pasa. Si siguieras malhumorado en el trabajo, ¿crees que tus compañeros disfrutarían de tu presencia?

Probablemente no.

Se espera que todos finjamos ser felices, aunque no lo seamos. Antes de despotricar sobre lo injusto que es eso, piénsalo. No querrías que tu cónyuge, tus hijos, tus amigos o tus colegas fueran infelices. Piensa en que cada uno de ellos es infeliz y cómo manejarías su infelicidad. Si no son felices, significa que algo va mal. ¿Sería beneficioso para alguien que ofrecieras muestras de infelicidad hacia todos?

Mientras tanto, tu infelicidad puede extenderse como un reguero de pólvora. Así que, si te sientes infeliz, busca a esa persona en la que confías, alguien que pueda manejarlo, y expón tu dilema sobre ella si necesitas desahogarte. Pero hazlo dentro de lo razonable y con la mayor calma posible. No querrás perder a un ser querido en el proceso.

No siempre puedes controlar cómo te sientes, pero sí puedes controlar cómo actúas. Por supuesto, cuando alguien te ha dado una razón para ser infeliz, no hay culpa en mostrarle que lo eres.

Introducción

Sin embargo, una experiencia general de infelicidad puede guardarse para uno mismo. Puede que no sea agradable, pero hasta que no hayas resuelto los problemas que causan esta emoción, no necesitas infligir a los demás tu experiencia personal. Del mismo modo que no vas a trabajar con la ropa y los zapatos sucios, deberías limpiar tus actos antes de interactuar con los demás. Tú puedes controlar cómo te relacionas con los demás. Así que hazlo con prudencia.

Quizá estés experimentando una felicidad general, ¡y eso es estupendo! Sin embargo, siempre hay espacio para crecer y ampliar tu felicidad. Puede que seas la única fuente en un jardín sediento. Si te interesa ser feliz, eso es bueno, pero no es suficiente. ¿Por qué? No basta con estar interesado, hay que comprometerse. Si te comprometes a ser feliz, pondrás todo tu empeño en cultivar poderosas rutinas matutinas, hábitos saludables que te llevarán a un punto de pura felicidad. Si algo es importante para ti, no será una tarea. Será una prioridad.

El primer paso sería reconocer que la felicidad es tu responsabilidad. Por lo tanto, decide que quiere actuar en esta responsabilidad. Debes tener el deseo de hacer lo que sea necesario. Si crees que no eres lo suficientemente fuerte, talentoso o bueno, emprenderemos este viaje juntos y te ayudaremos a encontrar tu fuerza, a darte cuenta de tus talentos y a descubrir que eres lo suficientemente bueno.

Introducción

Estás en la Tierra por una razón, y esa razón no es ser infeliz. Trabajemos juntos para obtener los resultados que necesitas.

Ahora entiendes por qué es importante ser feliz. La felicidad afecta a los que nos rodean de una manera profunda. El comportamiento rutinario se convierte en un hábito. Por esta razón, es importante crear una rutina saludable para empezar cada día.

En este libro, investigaremos la ciencia que hay detrás del cultivo de hábitos, por qué son importantes las rutinas matutinas y cómo nuestras creencias pueden obstaculizar el crecimiento positivo y la felicidad. También veremos las formas en que puedes empoderarte, la importancia de la mentalidad apositiva, cómo lidiar con traumas del pasado y cómo estar orgulloso de ser tú mismo.

Discutiremos cómo su cuerpo influye en su felicidad y cómo percibe la vida en general. También hablaremos de los beneficios de una dieta saludable y del ejercicio diario.

Exploraremos el poder de la mente y cómo ésta puede afectar a tus emociones. Veremos cómo se puede replantear la mente y aprender a hacer frente a situaciones difíciles y estresantes.

A continuación, abordaremos el aspecto espiritual: cómo desarrollar una actitud positiva, el poder de tus elecciones y otros comportamientos que puedes adoptar para aumentar tu felicidad.

Trabajaremos con estrategias para mejorar tu salud física, mental y espiritual. A continuación, hablaremos de las recompensas asociadas al comportamiento rutinario, por qué es importante y cómo asegurarse de que se le recompensa al comportarse de una determinada manera.

Antes de continuar, hay que entender que la felicidad no debe esperarse como resultado de un determinado comportamiento. Debe ser constante e inquebrantable.

Tu felicidad debe surgir de hacer lo que se supone que debes hacer, en función del papel que cumples en la sociedad.

Comportarse no debe ser el resultado de algo que te aporte felicidad. Debes encontrar la felicidad en lo que haces. En lugar de obsesionarte con las cosas que quieres, contempla lo que tienes y da las gracias.

Además, entiende que el fracaso es una parte inevitable de la vida. A veces fracasarás, pero eso no debe quitarte la felicidad. Elige ver el fracaso como un maestro, y encuentra la lección que debes aprender.

A medida que descubras tus puntos fuertes, encontrarás un camino abierto para trabajar hacia el éxito.

Introducción

Sin embargo, también debes reconocer tus puntos débiles, es decir, aquello en lo que no eres fuerte. ¿Necesitas esas habilidades para alcanzar el éxito, o puedes crecer centrándote en tus puntos fuertes? Recuérdate a ti mismo que, aunque tengas debilidades, puedes trabajar en ellas, un día a la vez, para hacerte más fuerte. Por el camino, elige ser feliz en este viaje.

Con todo esto dicho, este libro, Hábitos matutinos para la felicidad definitiva, le ayudará, le guiará y le proporcionará las herramientas que necesita para hacer realidad la felicidad de por vida. Si te comprometes a cambiar, el cambio llegará.

No hay una solución rápida. Más bien, inculcar la esencia de la verdadera felicidad es un proceso, pero merece la pena. Una vez que hayas probado la verdadera felicidad, no querrás volver atrás. Sólo querrás seguir adelante.

No te preocupes ni tengas miedo si la idea de la felicidad es nueva para ti. Como prometimos, haremos este viaje juntos. Cree que eres inteligente, fuerte y hermosa. Es hora de creer que puedes ser -y serás- feliz.

1

¡Buenos días! ¿O no?

Como hemos visto en el ejemplo, cualquiera puede levantarse de la cama con mal humor. Sin embargo, si esto ocurre con demasiada frecuencia, es posible que haya un problema que deba abordarse. Muchas personas creen que la forma en que uno se siente al levantarse por la mañana es inevitable. Así que nos levantamos de la cama y esperamos a ver cómo nos sentimos. Si me siento malhumorado, será un mal día. Si me levanto contento, será un buen día. ¿Verdad?

Si has dicho que sí, tengo una sorpresa para ti. Puedes decidir cómo te sientes en tu día. Hay formas de asegurarse de que, independientemente de cómo resulte el día, tendrás un buen día de todos modos.

. . .

Una buena manera de empezar el día es cultivando hábitos saludables que aumenten tu energía, eleven tu espíritu y te preparen para afrontar el día. Puede que tengas una idea de lo que son los hábitos, pero vamos a profundizar en los hechos que rodean el cultivo de hábitos.

La ciencia detrás de los hábitos

Los científicos que trabajaban en un laboratorio a las afueras de Bethesda, en Maryland, investigaban la neurociencia que subyace a los patrones de comportamiento.

Estos científicos, que recibieron fondos de las Instituciones Nacionales de Salud, incluían psicólogos, genetistas, un sociólogo y neurólogos. En sus estudios, incluyeron a personas que anteriormente sufrían problemas relacionados con los hábitos, como el juego, el tabaquismo, la bebida, la sobrealimentación crónica, las compras obsesivas y otros hábitos destructivos.

Una de las personas incluidas en los estudios de casos era Lisa Allen. Tenía 34 años, una complexión atlética y un aspecto extraordinariamente joven. Estaba tonificada y era evidente que hacía ejercicio con regularidad.

No fumaba ni consumía alcohol. Llevaba tres años y tres meses trabajando en una empresa de diseño gráfico. Parecía radiante y vibrante y por lo menos una década más joven que las fotos anteriores que tenían de ella en el expediente. No tenía este aspecto unos años antes, ya que entonces era una persona diferente.

Lisa era una fumadora y bebedora empedernida, que empezó a los 16 años. También tuvo problemas de obesidad durante la mayor parte de su vida. Cuando participó en los estudios, llevaba cuatro años sin fumar, estaba sobria desde hacía tiempo y estaba delgada y en forma. Los científicos escucharon atentamente la historia de Lisa.

Un día, su marido llegó a casa del trabajo y le dijo a Lisa que la dejaba por otra mujer. Lisa quedó destrozada.

Experimentó un torrente de emociones, desde la tristeza hasta la rabia, pasando por la vergüenza. Incapaz de afrontar el divorcio pendiente, empezó a fumar, comer y beber más.

Acechaba a su ex marido y acosaba a su nueva novia, incluso en estado de embriaguez.

Para intentar sentirse mejor, decidió visitar Egipto. Siempre quiso ver de cerca las grandes pirámides. Se gastó todas las tarjetas de crédito y se fue a Egipto.

Una mañana, Lisa se despertó con el sonido de la oración procedente de una mezquita cercana. En lugar de coger un cigarrillo, intentó encender accidentalmente un bolígrafo. Un sentimiento de depresión se apoderó de ella. La pena y la desesperación se apoderaron de ella. Tumbada en la cama y llorando, Lisa se dio cuenta de que tenía que hacer algo con su situación. No tenía trabajo y sabía que sería difícil encontrar uno. Sin embargo, Lisa decidió que debía tener un objetivo por el que trabajar. Su amor por las pirámides la llevó a tomar la decisión de hacer un viaje en condiciones a las pirámides y la esfinge un año después. Tuvo que recortar algunas cosas para ahorrar dinero, así que decidió dejar de fumar.

Once meses después, Lisa lo hizo. Volvió a El Cairo, pero esta vez feliz y sana. Para entonces, ya no tenía que reducir nada, pero ni siquiera se planteó volver a fumar.

Sus nuevos objetivos y hábitos habían aliviado los antiguos.

. . .

Los científicos estaban asombrados. El hecho de que Lisa dejara de fumar fue el primer hábito que cambió, lo que tuvo un efecto dominó, que dio lugar a más hábitos que cambiaron. Lisa empezó a sentirse mejor después de dejar de fumar, así que decidió comer alimentos más saludables. Al sentirse aún mejor, decidió empezar a hacer ejercicio. Los malos hábitos de Lisa fueron sustituidos por otros saludables y beneficiosos. Estaba más sana, perdió mucho peso y encontró un nuevo trabajo en una empresa de diseño gráfico.

Los científicos pudieron ver la actividad neurológica de Lisa en una pantalla de ordenador. Se dieron cuenta de que las partes internas de su cerebro seguían albergando los antiguos malos hábitos, pero éstos eran invadidos por los hábitos nuevos y mejorados. Cada vez que le mostraban a Lisa imágenes de cigarrillos o comida, las partes del cerebro donde residían los viejos hábitos se encendían; sin embargo, otras partes de su cerebro empezaron a encenderse también, superando los impulsos de los viejos hábitos. Lisa Allen salió victoriosa al conquistar sus hábitos destructivos. Sorprendentemente, a pesar de su pasado, Lisa fue capaz de volver a la escuela, le fue mejor en el trabajo, compró una casa y se comprometió.

Quería cambiar, ¡y lo consiguió!

· · ·

No pudo ser fácil, pero su determinación, disciplina y perseverancia la llevarían al lugar que quería estar: un lugar en el que podría tener éxito y ser feliz.

A medida que los científicos se fueron interesando por la formación de hábitos, se realizaron varios estudios y experimentos en animales y humanos para averiguar qué partes del cerebro controlan la formación de hábitos. En algunos de estos experimentos, se colocaba a las ratas en un laberinto con algunos activadores, como palancas, para examinar su comportamiento. Una rata se acercaba a una palanca, la accionaba, y entonces la rata encontraba un bocadillo. Al principio, las partes activas del cerebro eran las capas externas, que controlaban más el comportamiento consciente y la toma de decisiones.

Más adelante, la rata sabría que, si accionaba la palanca, obtendría un bocadillo. A medida que avanzaba el tiempo, las partes externas del cerebro se utilizaban menos y las internas más. Pronto, la rata accionaría la palanca sin pensar en ello. Cuando quería comer algo, iba directamente a la palanca, la accionaba y obtenía algo para picar. Los científicos descubrieron que la parte interna del cerebro que es un bulto de tejido neurológico, los ganglios basales, se encarga de la formación de hábitos.

· · ·

Es la misma parte del cerebro que controla la respiración, los latidos del corazón y otras respuestas automáticas, como saltar cuando se tiene miedo.

Al cerebro le gusta que las cosas sean sencillas. Al redirigir el comportamiento rutinario al control de los ganglios basales, las partes externas del cerebro pueden utilizarse de forma más productiva. Se ahorra energía para que el cerebro pueda utilizarla para cosas más importantes, como la toma de decisiones importantes. Por ejemplo, ¿cuántas veces te has ido a trabajar, pero no has podido recordar si habías cerrado la casa con llave o apagado la estufa? Tal vez te fuiste a la cama y no pudiste recordar si habías apagado la luz de abajo. Esto se debe a que son comportamientos o hábitos rutinarios. No piensas conscientemente en hacer estas cosas. No hace falta que decidas apagar las luces antes de irte a la cama. Tu cerebro está en piloto automático cuando haces estas cosas.

Un hábito puede dividirse en cinco partes: Primero, tienes un antojo. Luego, hay una circunstancia. Dentro de la circunstancia, hay un desencadenante. El desencadenante activa una respuesta.

. . .

Después de todo esto, hay una recompensa. Veamos otro ejemplo. Te levantas por la mañana con hambre. Entonces, vas a tu cocina, abres la nevera y coges algo para comer. El desayuno que tomas es delicioso y, una vez que has terminado, te sientes satisfecho.

El antojo sería que tuvieras hambre. La circunstancia es ir a la cocina. Una vez en la cocina, el desencadenante es la nevera. La abres y coges el desayuno, que es la respuesta.

Una vez que has comido, te sientes satisfecho, que es la recompensa. Un hábito quiere satisfacer tu antojo. En este caso, el desayuno satisface tu hambre.

Lisa Allen no sabía cómo afrontar su divorcio. Quería ser capaz de afrontarlo. Ese era su anhelo. Entonces fue a una tienda a comprar alcohol, comida y cigarrillos. Esa era la circunstancia. Una vez que lo tuvo, desencadenó una respuesta, es decir, beber, comer y fumar. La sensación posterior era su recompensa.

Como puedes ver, la recompensa no siempre es beneficiosa. Los malos hábitos no suelen tener recompensas beneficiosas.

. . .

Entonces, ¿por qué la gente tiene malos hábitos? En un caso como el de Lisa, una persona hará cosas en un intento de lidiar con una situación. Otras personas hacen cosas como apostar o comprar en exceso.

Cuando se trata de malos hábitos, la recompensa siempre es efímera. Por eso, las personas que cultivan malos hábitos lo hacen tan a menudo como pueden. Por eso también es muy recomendable deshacerse de los malos hábitos y sustituirlos por los buenos. La gente anhela la satisfacción inmediata. Por eso es tan difícil ahorrar dinero, hacer ejercicio o comer sano. Sin embargo, una vez que te das cuenta del beneficio de tener objetivos a largo plazo y comprendes que las mejores cosas de la vida llevan su tiempo, adoptarás felizmente hábitos saludables y beneficiosos y serás feliz por ello.

El poder de las rutinas matutinas

Tus rutinas matutinas dictarán cómo pasarás el resto del día. Demasiadas personas tienen una actitud de "la vida sigue" y, por lo tanto, no están dispuestas a cambiar sus rutinas matutinas. No ven por qué es necesario adoptar hábitos matutinos más saludables. Sin embargo, estas mismas personas probablemente se quejen durante el día.

. . .

Pueden decir que se sienten cansados, aunque hayan dormido lo suficiente, o se sentirán negativos por muchas cosas, casi siempre sin entender de dónde vienen estos sentimientos.

El cerebro humano es poderoso. Esto puede ser tanto bueno como malo. El lado bueno de esto es que tenemos la capacidad de cultivar hábitos nuevos y más saludables.

El lado malo es que lo mismo ocurre con los malos hábitos.

Si ya está acostumbrado a hacer ciertas cosas poco saludables por la mañana, como fumar o desayunar de forma poco saludable, su cerebro no querrá que las cosas cambien. Al cerebro le gusta que las cosas sean sencillas y familiares. Por eso se necesita un esfuerzo para sustituir los hábitos poco saludables por otros más sanos. Cuando intentes cambiar las cosas, tu cerebro pataleará y gritará, haciendo berrinches como ni siquiera un niño pequeño puede hacer.

Muchas personas vuelven a sus viejos hábitos entonces, pero es esencial seguir adelante, haciendo lo que sabes que será beneficioso para ti y para tu cerebro.

¿Por qué tienes una rutina matutina poco saludable?

Es porque has repetido el mismo comportamiento durante tanto tiempo que tu cerebro ha adoptado este comportamiento como un hábito. Su cerebro está convencido de que lo que está haciendo es normal, y cualquier otra cosa es desconocida y parece una amenaza. Sin embargo, si sigues ignorando las rabietas de tu cerebro, éste acabará adoptando el nuevo comportamiento como un hábito, y seguir una rutina matutina saludable será más fácil cada día hasta que no te suponga ningún esfuerzo.

Veamos algunos ejemplos del poder que una rutina matutina poco saludable tendrá en tu día.

Una de las mejores maneras de tener un día productivo es planificar con antelación, ¿verdad? Esto es cierto. Sin embargo, nunca hay que planificar el día justo después de despertarse. Siempre hay que planificar el día siguiente el día anterior, quizás antes de acostarse. Digamos que te has levantado con ganas y renovado. Entonces te dispones a planificar tu día. Al mirar su agenda, se da cuenta de que hay algunas citas o compromisos que había olvidado, lo que provoca conflictos de horario.

. . .

Te sientes frenético, ya que tienes que resolver este asunto antes de poder continuar con tu día. Imagínate el impacto que ese sentimiento tendrá en tu día. Si hubieras resuelto el problema el día anterior, no tendrías que preocuparte por ello tan temprano. Es probable que todo el día te resulte estresante y te sientas ansioso.

Planificar el día con antelación, preferiblemente la noche anterior, te ayudará a sentirte tranquilo y relajado. Podrás gastar energía en actividades productivas en lugar de malgastarla en pánico y estrés, es más probable que no te sientas malhumorado al despertar, ya que sabes lo que te espera y que todos los conflictos y problemas están resueltos.

¿Alguna vez ha oído decir a la gente que se levanta a la misma hora todas las mañanas, incluso cuando es fin de semana o su día libre? Quizá a usted también le haya ocurrido. El cuerpo humano tiene un reloj interno. Como hemos visto antes, a tu cerebro le gusta que las cosas sean consistentes. Su cerebro y su cuerpo trabajan juntos para desarrollar una rutina que funcione mejor para ambos.

Por esta razón, deberías levantarte a la misma hora cada mañana.

. . .

Por ejemplo, si te levantas a las 6 de la mañana todas las mañanas durante la semana, pero duermes hasta las 11 de la mañana el fin de semana, esto perjudica tu reloj interno y tu ciclo de sueño. Cuando tengas que volver a madrugar el lunes, tu cuerpo tendrá que reajustarse y te sentirás más cansado de lo que deberías.

Puede ser que haya tenido una noche de fiesta un viernes; por lo tanto, decide dormir hasta tarde el sábado. En lugar de hacer esto, deberías levantarte más o menos a la misma hora que lo harías durante la semana. Siempre puedes recuperar el descanso durmiendo una siesta durante el día. Pero no durante demasiado tiempo, ya que puede hacer que te cueste conciliar el sueño esa noche. Si respetas tu reloj interno, te sentirás con más energía y descansado cada día.

¿Tiene la costumbre de hacer algún tipo de ejercicio por la mañana antes de hacer cualquier otra cosa? Si no es así, se está perdiendo algunos beneficios valiosos para su mente y su cuerpo. La gente está más decidida y tiene más fuerza de voluntad por la mañana. Por esta razón, es más fácil hacer ejercicio por la mañana que a última hora del día. Cuando se hace ejercicio por la mañana, se tiene una mayor capacidad para manejar el estrés durante el día.

. . .

Como el ejercicio provoca estrés en el cuerpo, tu cerebro libera el factor neurotrófico derivado del cerebro (BDNE, por sus siglas en inglés) y endorfinas. Esta es la forma que tiene el cerebro de contrarrestar el estrés que experimenta el cuerpo. El BDNE es beneficioso porque repara y protege las neuronas del cerebro, mejorando la memoria.

También te ayuda a tomar mejores decisiones, ya que despeja tu mente.

Las endorfinas se liberan para minimizar el dolor y proporcionar sensaciones de placer. Las endorfinas suelen llamarse las hormonas de la felicidad. Estas sustancias químicas son muy adictivas, pero no te preocupes por volverte adicto: ¡estas sustancias químicas son muy buenas para ti! No sólo te sentirás bien después de hacer ejercicio, sino que también experimentarás una mayor felicidad general durante todo el día. El ejercicio también aumenta tu metabolismo, lo que te hará sentirte con energía. ¡Ya no te sentirás decaído! También sentirá que ha logrado algo bueno al comprender lo que el ejercicio hace por usted. Hay muchos métodos diferentes de ejercicio para elegir, tales como correr, aeróbicos, un paseo en bicicleta, yoga, e incluso el baile, sólo para mencionar algunos.

. . .

¿Su rutina matutina incluye pulsar el botón de repetición un par de veces? Puede que pienses que es inofensivo, pero dar una cabezada al despertador te perjudica psicológicamente. Dormir no es algo que ocurra cuando te acuestas hasta que te levantas. El sueño se produce en ciclos de 90 a 110 minutos. Tu cuerpo induce un modo de despertar cuando se acerca la hora de levantarse, lo que significa que los ciclos de sueño se detienen. Tanto el cuerpo como el cerebro se preparan para despertarse.

Cuando pulsas el botón de repetición, envías a tu cerebro de nuevo a un ciclo de sueño. Por eso, cuando te levantas, te sientes desorientado y aturdido, pensando que no has dormido lo suficiente. Incluso si has dormido lo suficiente, cuando envíes a tu cerebro a un ciclo de sueño y te despiertes 10 minutos más tarde, sentirás que no has dormido lo suficiente.

Dormir el despertador provoca inercia del sueño, lo que provoca improductividad y desorientación. La parte del cerebro que se ocupa de la toma de decisiones y el pensamiento crítico sigue queriendo dormir y puede tardar hasta cuatro horas en recuperar su función. Si tienes la costumbre de darle al botón de repetición, no tendrás un cerebro feliz. Un cerebro infeliz dará lugar a pensamientos y sentimientos infelices.

. . .

Desafiar sus creencias

Ahora que has visto cómo los malos hábitos pueden influir en tu día, ¿qué crees sobre las rutinas matutinas? Lo que creemos es importante, ya que puede ser beneficioso o perjudicial. Esto se debe a que actuaremos según lo que creemos. ¿Cambiaron algo tus creencias después de leer hasta aquí?

Tal vez creas, o hayas creído, que tu vida es la que es y que no puedes introducir ningún cambio en ella. Puede que pienses que tus hábitos matutinos están grabados en piedra y que no puedes hacer nada al respecto. Lo que vemos en la televisión y en las películas es el estándar de lo que la gente cree que debe ser una mañana. Todo el mundo se apresura a hacer todo a tiempo, casi no hay tiempo para un desayuno decente y la gente sale corriendo de casa con un café en la mano.

Algunas personas incluso terminan de vestirse y maquillarse en el coche. ¿Te suena esto?

Estamos condicionados por lo que vemos y oímos. Por eso, intentar una rutina matutina más saludable y beneficiosa parece que es nadar a contracorriente.

Puede pensar que una mañana agitada es una parte normal de la vida, pero no lo es. Puede ser la norma, pero no debería ser normal. Hay que levantarse lo suficientemente temprano como para hacer todo con una mente tranquila y clara, sin necesidad de apresurarse. Algunas personas creen que las prisas por la mañana aumentan su impulso para el día, pero lo único que hacen es nublar su mente, influyendo en sus pensamientos y juicios. Sólo añade un estrés innecesario que puede arruinar tu productividad.

También puede creer que tener una rutina matutina saludable significa que hay un grupo de actividades seguras que tiene que realizar. Algunas personas intentan copiar la rutina matutina de otras personas con éxito.

Esto no funciona. El hecho de que una rutina matutina funcione para una persona no significa que vaya a funcionar igual de bien para otra. Tienes que encontrar tu propia rutina matutina. Tú sabes mejor que nadie lo que tienes que hacer antes de ir a la oficina y el tiempo que necesitas para hacerlo.

Sí, he dicho que debes encontrar tu propia rutina, pero no seas imprudente.

. . .

Si quieres ser feliz y sentirte bien durante el día, hay cosas que debes cambiar, especialmente si te sientes decaído, cansado o agitado durante el día. Algunas personas llegan a decir que todo el mundo debería levantarse a las 5 de la mañana. Hay que determinar la hora a la que hay que levantarse para completar todo lo que hay que hacer antes de salir. Todos tenemos diferentes compromisos y responsabilidades.

Algunos creen que hay que desayunar mucho para asegurarse de tener suficiente energía para el día. Esto es falso. Lo que desayunas no siempre es beneficioso y puede perjudicarte fisiológica y psicológicamente. Un donut y un café para desayunar sólo te darán un subidón de azúcar, tras el cual experimentarás un bajón improductivo. Si vas a desayunar, al menos asegúrate de que sea saludable. De nuevo, otros creen que un batido por la mañana es suficiente. Sin embargo, ten en cuenta que un batido puede contener tanto azúcar como una lata de refresco normal.

Algunas personas querrán hacerle creer que tiene que hacer ejercicio por la mañana. Sin embargo, los ejercicios matutinos no son para todo el mundo. Ten en cuenta que tus músculos aún están rígidos, tu espalda baja puede lesionarse y tu sistema nervioso aún no está funcionando como debería.

Si te gusta el ejercicio matutino o quieres probarlo, asegúrate de que tu cuerpo está preparado. No quieres arriesgarte a lesionarte. Hay cosas que puede hacer para asegurarse de no lesionarse. Las analizaremos en el capítulo 6. Algunas personas creen que incluir el movimiento y el ejercicio en su rutina matutina significa correr o trotar. Puedes hacer cualquier ejercicio que te apetezca, siempre que obtengas beneficios. Pueden ser ejercicios sencillos, como el baile, el yoga o el pilates.

Lo más importante es que hagas lo que te hace sentir bien. Sin embargo, si lo que haces es sólo para obtener una gratificación instantánea, tendrás que reevaluar tu rutina matutina. Cultivar hábitos que requieran disciplina, una fuerte fuerza de voluntad y determinación te proporcionará la energía y la felicidad que necesitas.

La gratificación instantánea es temporal y no te beneficiará a largo plazo. Además, las cosas que proporcionan una gratificación instantánea no siempre son saludables para la mente o el cuerpo. Por ejemplo, si fumar un cigarrillo por la mañana es lo que te hace sentir bien, ten en cuenta que fumar es un hábito poco saludable.

Muchos fumadores, si no todos, lo saben, pero siguen con este hábito. ¿Por qué? Por la gratificación instantánea.

Otra idea errónea o falsa creencia es que hay que repetir las mismas acciones cada mañana para tener una rutina matutina exitosa y saludable. Puedes hacerlo si quieres, pero tu rutina matutina puede variar. Algunas personas se aburren fácilmente de hacer las mismas cosas y, por tanto, dejan de hacerlas antes de experimentar el beneficio a largo plazo. Intente mezclar las actividades matutinas. Por ejemplo, sí sabe que va a asistir a reuniones difíciles que consumen energía durante todo el día, puede hacer cosas que le aseguren tener suficiente energía. Si sabe que en un día concreto va a enfrentarse a algo que será algo desconcertante, puede recurrir a actividades que le calmen y le proporcionen la paz interior que necesitará para ese día.

Nadie puede prescribirte una rutina matutina. Esto es algo que tendrá que determinar usted mismo. Utiliza la motivación y la determinación, y asegúrate siempre de que todo lo que hagas te proporcionará beneficios a largo plazo. Últimamente, la sociedad ha adoptado la cultura del "haré lo que quiera". Sin embargo, si quieres cambiar tu vida, sólo podrás conseguirlo con disciplina y trabajo duro.

Algunas cosas pueden parecer extrañas y difíciles al principio, pero el comportamiento que se convierte en rutina se convertirá en un hábito.

Depende de nosotros que estos hábitos sean saludables para poder desarrollar una rutina matutina sana y beneficiosa. Incluso si otras personas, o usted mismo, piensan que está actuando de forma extraña, ¡que así sea!

Mientras tengas el deseo de mejorar tu felicidad general y estés dispuesto a hacer lo que sea necesario, eso es lo único que importa, independientemente de las creencias infructuosas.

2

Cómo capacitarse a sí mismo

Como individuos diferentes, todos tenemos valores, necesidades, compromisos y estilos de vida distintos. Por eso tienes que determinar tu rutina matutina, la que mejor se adapte a ti y te proporcione todos los beneficios que necesitas. Tu felicidad depende en gran medida de cómo veas la vida, de lo que hayas vivido y de cuáles sean tus esperanzas y sueños. Algunas personas tuvieron una infancia bastante fácil, mientras que otras conocen la angustia y el sufrimiento desde una edad temprana.

¿Cómo fue tu infancia? ¿Creciste en un hogar feliz?

¿Cómo influye esto en tu forma de ver la vida y qué impacto tiene en tus esperanzas y sueños?

. . .

Eres lo que piensas

Nuestras experiencias pasadas tienen un enorme impacto en nuestra forma de pensar. No sólo cambian nuestra forma de pensar, sino también lo que creemos y cómo percibimos el mundo. Creo que es seguro asumir que Lisa Allen era bastante feliz con su vida anterior. Sin embargo, cuando su marido la dejó por otra mujer, su mundo se vino abajo. Su devastación la llevó a entregarse aún más a sus malos hábitos, a saber, beber, fumar y comer en exceso. ¿Por qué lo hizo? Recurrió a estas muletas para obtener una gratificación instantánea, pensando que estas cosas le darían algún tipo de consuelo. ¿Cómo ha cambiado su percepción del mundo? Se sentía deprimida, avergonzada y enfadada. Parecía que la oscuridad era todo lo que había. ¿Era esto cierto? No, no lo era, pero para Lisa lo parecía.

¿Qué crees que creía Lisa tras la traición de su ex marido? ¿Cómo influyó en su forma de pensar? Cuando intentó encender accidentalmente un bolígrafo en lugar de un cigarrillo, sus ojos se abrieron y vio un atisbo de la verdad. No era feliz. ¿Había alguna forma de volver a ser feliz? Por supuesto que sí, y lo que Lisa comprendió fue que ella tenía el control de su felicidad. El mundo, la comida, los cigarrillos y el alcohol nunca podrán darle la felicidad que necesita.

Como Lisa, tenemos que levantarnos y hacer algo al respecto. Lisa tomó la decisión consciente de dejar de fumar, sustituyéndola por un objetivo: volver a visitar El Cairo dentro de un año. Tuvo que cambiar su mentalidad y replantear sus pensamientos para poder emprender este viaje hacia la felicidad definitiva.

¿Hay alguna muleta que estés utilizando? ¿Qué piensas sobre estas cosas que te aportan una gratificación instantánea? ¿Qué crees sobre estas cosas, y estás dispuesto a reformular tu mente para ver el panorama general?

Lisa alcanzó el éxito cuando cambió su mentalidad fija por una mentalidad de crecimiento. Una mentalidad de crecimiento establecerá otras características beneficiosas, como la determinación, la resiliencia, la concentración y la positividad. ¿Cómo percibes tu inteligencia? Algunas personas creen que tienen una inteligencia fija, mientras que otras creen que la inteligencia puede aumentar. Los que tienen una mentalidad fija se conforman con el flujo natural del desarrollo de la mente. Mientras tanto, las personas con una mentalidad de crecimiento trabajarán para aumentar su inteligencia buscando nuevas cosas en las que participar. Estas cosas nuevas tendrán que ser un reto para impulsar el desarrollo de la mente.

. . .

La mentalidad de crecimiento no sólo es beneficiosa para aumentar la inteligencia, sino también para mejorar otras áreas de habilidades. Por ejemplo, puedes aprender gestión financiera, empezar a practicar karate o probar el arte del origami. Las posibilidades son infinitas si se tiene una mentalidad de crecimiento. Una mentalidad fija crea límites dentro de los cuales la persona vive, quizás durante toda su vida. Cambiar una mentalidad fija por una mentalidad de crecimiento eliminará estos límites y ampliará tus horizontes al ver que se abren nuevas puertas.

¿Cómo te ves a ti mismo? Tendemos a vernos a nosotros mismos de una manera determinada, y luego añadimos etiquetas, como que no somos aptos, que no se nos dan bien las matemáticas, que somos antisociales, que no somos nada creativos o que somos perezosos. Estas etiquetas nos limitan y nos impiden probar y experimentar cosas nuevas. El mayor problema es que somos injustos con nosotros mismos si hacemos esto.

Si quieres crecer e infundir felicidad, tendrás que replantear la forma en que piensas de ti mismo.

Comprende el poder de tus pensamientos; no estás limitado a las etiquetas que te has puesto a ti mismo.

Quizás otras personas te han etiquetado y tú has aceptado esas etiquetas. Tal vez pienses que no puedes hacer nada con tus pensamientos o tu mente. Aunque tu mente es poderosa, puedes tener el control de tu mente. Infecta, deberías tener el control. Deberías decidir cómo piensas y te comportas. Tus pensamientos conducen a tus acciones, y por eso eres lo que piensas. Si crees que puedes hacer algo, encontrarás la manera de hacerlo. Si crees que no puedes hacer algo, no lo harás.

Una mentalidad fija se centra en los elogios y los logros, mientras que la mentalidad de crecimiento se entusiasma con los aspectos del aprendizaje y el desarrollo. ¿Cómo puedo hacerlo mejor la próxima vez? ¿Qué he aprendido de esta experiencia? ¿Qué cambios puedo hacer para ser más eficaz? La mentalidad de crecimiento no conoce límites. Las personas con una mentalidad fija pueden pensar que el trabajo duro está destinado a los que tienen pocas o ninguna habilidad. En cambio, los que tienen una mentalidad de crecimiento ven el mismo esfuerzo como una oportunidad para crecer y aumentar la inteligencia y la habilidad.

No siempre tendremos éxito en todo lo que hagamos.

. . .

Hay momentos en los que tenemos que enfrentarnos al fracaso o a cualquier tipo de contratiempo. Los que tienen una mentalidad fija aceptarán esto como prueba de que son incapaces e ineficaces. La mayoría de las veces, estas personas perderán el interés y se rendirán. Sin embargo, los que tienen una mentalidad de crecimiento lo verán como una oportunidad para aprender; encontrarán la manera de afrontarlo, ya que no se dan por vencidos.

Las cosas no siempre van a salir como tú quieres. Cuando tienes una mentalidad de crecimiento, te das cuenta de ello y lo aceptas, pero también tienes hambre de ampliar tus conocimientos y descubrir nuevas formas de hacer las cosas. Lisa Allen sabía que si no encontraba una forma de lidiar con su depresión y cualquier otra emoción negativa, se quedaría atrapada en ese pozo oscuro.

Es importante centrarse en el proceso más que en las habilidades. Si sigues centrándote en lo que eres capaz de hacer actualmente, perderás oportunidades de mejorar tus habilidades o incluso de adquirir otras nuevas. Las personas con una mentalidad fija se centran en las habilidades e inteligencia actuales, mientras que las que tienen una mentalidad de crecimiento se preocupan más por las posibles habilidades futuras.

· · ·

La mentalidad de crecimiento busca cosas que les supongan un reto y que les inspiren o incluso les empujen a desarrollar habilidades y adquirir otras nuevas. ¿Por qué es importante esto cuando hablamos de felicidad? Porque aceptar que todavía tenemos que crecer, aprender y mejorar cambiará la forma en que nos vemos a nosotros mismos. Esto hará que aceptemos mejor lo que somos, mejorando así nuestra felicidad general.

Piénsalo así: Si soy un ganador, significa que debo ganar siempre. Dicho esto, si pierdo en algún momento, debo ser un perdedor. ¿Es esto exacto o cierto? ¡Anota todo!

Por eso es peligroso etiquetarse a uno mismo, a los amigos, a los parientes o a los colegas. Puedes sentirte ganador cuando tienes éxito, pero no adoptes esa mentalidad. Deja siempre espacio para cometer errores. No eres perfecto, y no necesitas serlo.

Tu mentalidad no sólo afectará a tus pensamientos, sentimientos y rendimiento, sino que también puede cambiarse. Supongamos que tienes dos hijos. Ambos tienen el mismo talento y la misma inteligencia. Usted elogia constantemente a uno de los niños, diciéndole lo inteligente y talentoso que es. No hace lo mismo con el otro niño.

A este niño le recuerdas constantemente que debe esforzarse al máximo y ver lo que puede aprender de cualquier situación.

¿Cuál de los dos niños se esforzará más? ¿Cuál de ellos buscará oportunidades para aprender? ¿Cuál de los dos tendrá una mentalidad fija y cuál una mentalidad de crecimiento? Si le dices a un niño que es inteligente y tiene talento, probablemente no se esforzará tanto como un niño que sabe que el éxito requiere un trabajo duro.

Lo mismo ocurre con los adultos. Reaccionamos a las cosas que nos dice la gente.

¿Depende usted de los elogios y del crédito para funcionar? Tal vez haya llegado el momento de alejarse de eso y encontrar formas de aprender y crecer. Tu mentalidad determinará los hábitos que desarrolles. Una mentalidad positiva de crecimiento te inspirará a desarrollar hábitos saludables y beneficiosos para una rutina matutina fructífera.

Curar las heridas del pasado

. . .

Lo único que puede privar a una persona de la felicidad son los traumas del pasado. En un intento de proteger a las personas del dolor emocional, la mente puede suprimir los recuerdos asociados al trauma. Parecería que la persona que ha sufrido el trauma ha olvidado por completo lo ocurrido. El único problema con esto es que ciertas situaciones pueden servir de desencadenantes que harán que todos los malos recuerdos vuelvan a aparecer.

Las experiencias son tan graves que algunas personas se vuelven febriles, sudorosas y temblorosas; algunas personas incluso experimentan ataques epilépticos. Esto significa que la mente intenta ocultar los traumas del pasado con la esperanza de que nunca se desencadenen.

Sin embargo, muchas personas experimentan traumas similares, y una vez que la persona que lo sufrió oye hablar de otra persona que tuvo que soportar el mismo tipo de trauma, el desencadenante se activa.

Una persona que ha sufrido un trauma suele pensar que lo que ha sucedido es culpa suya. La autoculpabilización es un problema importante que rodea a los traumas del pasado, y algunas personas creen que se merecían lo que les ocurrió.

. . .

Si esto es algo con lo que estás luchando, sería una buena idea incluir afirmaciones positivas en tu rutina matutina.

Sigue recordándote a ti mismo que lo que te ocurrió no fue culpa tuya y que fue algo sobre lo que no tenías control. Encuentra formas de lidiar con tus emociones, reacciones y sensaciones asociadas al trauma, incluso si eso significa que tienes que acudir a un especialista. Si meditas por la mañana, piensa en lo ocurrido y date cuenta de que fuiste una víctima.

Pero hazlo sin adoptar una mentalidad de víctima. Las personas con una mentalidad de víctima se acostumbrarán a vivir en la autocompasión. A menudo se sentirán con derecho, pensando que por lo que les pasó, el mundo les debe todo. Puede ser difícil hablar con estas personas y a veces es imposible tratar con ellas. Comprende que una mentalidad de víctima es destructiva para ti y para los que te rodean. Por lo tanto, en tu meditación matutina, piensa en ti mismo, en los caminos que has recorrido y en las cosas que te han sucedido. Sin embargo, hazlo sólo para sacar fuerzas de tus experiencias. Permítase obtener la ayuda que necesita y confiar en el sistema de apoyo que tiene a su disposición.

. . .

La mente humana es tan poderosa que puede alterar o fabricar recuerdos. La exactitud de los recuerdos depende de cómo se haya vivido la situación, de cómo le haya afectado emocionalmente y de lo importante que haya sido para usted. Tendemos a olvidar la mayor parte del día. Sólo las situaciones irregulares tienden a ocupar un espacio en nuestra memoria activa. Tu cuerpo reacciona de forma diferente cuando alguien te lanza un insulto o cuando te hieren, física o emocionalmente, cuando estas cosas suceden, tu cuerpo segrega adrenalina que graba el recuerdo en la mente con más detalles, que pueden ser recordados más tarde. Esto es para protegerte de posibles daños futuros, sólo cuando la situación es extraordinariamente traumática la mente decide difuminar los recuerdos.

Aunque los recuerdos de traumas pasados son dolorosos, el verdadero problema radica en la forma en que tu cuerpo y tu mente reaccionan cuando los recuerdos vuelven a aparecer. Aunque no se puede hacer nada con respecto a la situación que causó el trauma, sí se puede trabajar para lidiar con el propio trauma y sus efectos posteriores. Las investigaciones han demostrado que, ante las emociones y reacciones corporales relacionadas con el trauma, el lóbulo frontal del cerebro se apaga. Esta es la parte responsable de darnos la capacidad de poner los sentimientos en palabras.

. . .

Esto explica por qué es tan difícil defenderse o escapar cuando se está en una situación traumática. Esa es también la razón por la que las personas que han estado sometidas a situaciones traumáticas sienten que no tienen ningún control. Una gran parte de su cerebro se apagó, dejándoles indefensos. Cuando los recuerdos de traumas pasados son traídos por cualquier forma de desencadenante, la persona que sufrió el trauma revivirá muchas de estas emociones y reacciones corporales. Por lo tanto, la persona puede sentir que está perdiendo el control, de la misma manera que se sintió cuando sufrió el evento traumatizante. Los ejercicios de respiración y el yoga pueden ayudarte a mantener la calma cuando sientas que estás a punto de perder el control. El trauma puede hacer que pierdas la felicidad de toda una vida. Es hora de recuperar ese control y reclamar el poder que te han robado.

Es difícil para los que nunca han experimentado acontecimientos traumáticos comprender plenamente lo que es vivir con un trauma. Un grupo de apoyo en el que puedas conocer a otras personas que han sufrido un trauma sería una gran idea. Pero ten cuidado, como he dicho antes, de no caer en una mentalidad de víctima. En lugar de lamer las heridas de los demás, deberíais centraros más bien en ganar fuerza, curaros, reconfortaros y saber que no estáis solos.

. . .

Puedes hablar de las rutinas matutinas con este grupo de apoyo y conocer las formas que han descubierto para afrontar los traumas del pasado. Cada persona es única, pero puede que oigas o veas algo bueno y útil que te cambie la vida.

Como la persona que ha sufrido el trauma sigue reviviendo las mismas emociones y reacciones corporales, es fácil que experimente una sobrecarga sensorial cuando participa en actividades de grupo o en cualquier actividad que requiera un uso importante de los sentidos, como ver una película, ir a la playa o visitar una discoteca. Si experimentas una sobrecarga sensorial de este tipo, esto afectará a tu felicidad. Puede significar que vives con un miedo constante a posibles desencadenantes, como los lugares públicos, la intimidad o la conducción de un coche. Incluya ejercicios sensoriales en su rutina matutina. Coge un objeto, como un libro. Míralo con atención.

Huélalo. Experimente cómo se siente. ¿Cómo te hace sentir la imagen de la portada? ¿Y el título? De este modo, aprenderás a aislar objetos, emociones y pensamientos. Es un ejercicio sencillo que puede ayudarte a lidiar con la sobrecarga sensorial.

. . .

Puede requerir algo de valentía, pero también puedes pensar en la situación que causó el trauma. Reconoce tus sensaciones, pensamientos y reacciones al respecto. Experimenta estas sensaciones. Luego, intenta cambiar la posición de tu cuerpo. Observa la diferencia que supone para estas sensaciones. Intenta cambiar tus pensamientos.

Piensa que lo que ha ocurrido nunca ha sido culpa tuya.

Reconoce que no te mereces lo que te ha pasado. A continuación, observa cómo cambian las sensaciones cuando modificas tus pensamientos y te vuelves consciente de tu experiencia. Hazte cargo de la experiencia y recupera tu vida. Al fin y al cabo, es tu vida. Deberías estar a cargo de ella.

Las pesadillas relacionadas con el trauma también pueden ser un problema recurrente. Si tienes pesadillas con regularidad, esto empañará tus días y destruirá tu felicidad. ¿Cómo puedes tener una buena mañana o un buen día si lo empiezas con el recuerdo de las pesadillas en tu cabeza? Influirá en tu rutina matutina. Para solucionar esto, estrata un diario de sueños. Anota todo cada vez que tengas una pesadilla. Sería especialmente útil que acudieras a un profesional, ya que la mayoría de ellos saben interpretar los sueños, lo que les permite ayudarte.

Si necesitas perdonar a alguien, es una buena idea practicar el perdón como parte de tu rutina matutina. Tal vez todavía no puedas perdonar a la persona que te hizo daño. Sin embargo, puedes empezar por perdonar a los demás. Perdona al tipo que se coló delante de ti con su coche.

Perdona a la señora que te miró raro en la tienda. Perdona a tus hermanos u otros miembros de la familia por las cosas malas que hayan podido hacer. Con el tiempo, verás que el perdón no significa que apruebes las acciones del malhechor, ni siquiera que las excuses, sino que significa que recuperas tu poder y te liberas de las cadenas que te han sujetado durante tanto tiempo. Sólo significa que vuelves a ser tú mismo, lo cual es una razón perfecta para ser feliz.

Abrazar la individualidad

No hay dos personas iguales en este planeta. Puede haber similitudes, pero en general, siempre habrá diferencias. Incluso los gemelos idénticos no comparten absolutamente la misma personalidad. Por esta razón, una rutina matutina que puede funcionar perfectamente para una persona no necesariamente hará lo mismo para otra. Sin embargo, no hay que desanimarse.

Este libro, Hábitos matutinos para la máxima felicidad, pretende orientar, informar y concienciar sobre aspectos relacionados con las rutinas y hábitos matutinos.

Como usted es un individuo, nadie puede ni debe decirle lo que debe hacer. Eso sólo significará que te encadenan a algo que muy posiblemente no te guste en absoluto. En cambio, eres libre de desarrollar tu propia rutina matutina que no te enjaule. El propósito de esta rutina matutina es aumentar tu felicidad. ¿Cómo puede ser feliz alguien que está encadenado?

Eres un individuo único y debes aceptarlo. No te compares con otros. No te desprecies por no tener las mismas habilidades o talentos que otra persona. Celebra tu individualidad. Utilízala para potenciarte. Todas las personas tienen defectos o debilidades. Del mismo modo, todas las personas tienen puntos fuertes. No te centres en lo que no tienes o no puedes hacer. Céntrate en las cosas que se te dan bien, y si quieres ampliar tus habilidades y talentos, siempre puedes aprender cosas nuevas. Eso es lo mejor de todo.

¿Cómo influye el hecho de ser un individuo único en los hábitos? Las personas no ven las cosas de la misma manera.

Un aspecto u objeto tiene significados e interpretaciones diferentes para distintas personas. Las situaciones que desencadenan el comportamiento pueden ser similares, pero pueden desencadenar comportamientos completamente diferentes. Por ejemplo, un fumador puede ver a alguien en la televisión encendiendo un cigarrillo, y esto puede incitarle a hacer lo mismo. Un no fumador, sin embargo, no se verá afectado por esta imagen en absoluto. Veamos algunos aspectos que provocan el individualismo.

El aspecto del control

Las personas ven el aspecto del control de forma diferente. El control incluye la influencia directa que tienes sobre ti mismo, el entorno, otras personas y las situaciones. Has oído que a algunas personas les gusta tener el control. ¿Qué significa esto? Significa que se agitan, se angustian o, a veces, se enfadan cuando ocurren cosas que no pueden controlar. Los canales incluyen no poder controlar a otras personas. A algunas personas, en cambio, no les importa que las cosas no se controlen. El deseo de tener el control surge del miedo a lo desconocido. Cuando la persona no tiene el control, significa que la situación puede ir en direcciones imprevisibles.

. . .

Veamos un ejemplo. Dos hogares se preparan para ir al trabajo y a la escuela. En una casa, la madre se viste y luego ayuda a sus hijos a cepillarse el pelo, a limpiarse los zapatos y a comprobar que sus corbatas están rectas. A continuación, hace que todos se sienten en la mesa de la cocina y les presenta el desayuno que ha preparado.

Después, se saludan todos y se van en distintas direcciones. En la otra casa, la madre se viste, va a la cocina y coge un bol de cereales. Se despide y se va a trabajar. ¿A qué madre dirías que es más importante el control? Seguramente estarás de acuerdo en que es la madre del primer hogar. Ella necesita saber que todo va bien.

¿Significa esto que la madre del segundo hogar no se preocupa? En absoluto. Simplemente confía en que sus hijos son plenamente capaces de vestirse solos y de tomar su propio desayuno. Para ella, el control significa que sabe dónde están sus hijos y que están seguros. Comprende el valor de pagar sus facturas y mantener a su familia. Eso, para ella, es suficiente control. ¿Se equivoca entonces la madre del primer hogar? No. Ambas madres se preocupan por los intereses de sus hijos. Ven el aspecto del control de forma diferente, y eso no tiene nada de malo.

. . .

El aspecto de la autoeficacia

¿Cuánto confías en ti mismo? ¿Tienes fe en tus propias capacidades? En esto consiste la autoeficacia. Crees que, si haces algo de una manera determinada, habrá un resultado determinado. La autoeficacia también tiene que ver con el control, ya que quieres controlar las cosas de tal manera que te asegures de estar protegido tanto física como mentalmente. Sin embargo, el aspecto del control en sí mismo tiene más que ver con el entorno y con otras personas, mientras que la autoeficacia tiene que ver con el yo interior, aunque varias personas puedan compartir el mismo valor atribuido a la autoeficacia, sus niveles de autoeficacia pueden ser completamente diferentes.

Por ejemplo, Paula y Jenny son vecinas desde hace muchos años. Comparten valores similares y tienen la misma opinión sobre la autoeficacia. Ambas conocen la importancia de estar sanas y cómo afecta al cuerpo y a la mente. Paula empieza el día desayunando de forma saludable y después sale a correr.

Cree que, para estar sana, necesita que la sangre fluya, lo que también acelera su metabolismo. El otro beneficio, según ella, es que tendrá la mente despejada, lo que es estupendo a la hora de tomar decisiones importantes.

A Jenny también le gusta tomar un desayuno saludable. Después de desayunar, Jenny pone una esterilla y practica yoga. Cree que el yoga ayuda a aliviar el estrés y a calmar la mente, lo que es necesario para pensar de forma productiva y eficaz. Cree que el yoga aumenta la energía, es beneficioso para su salud y ayuda a mejorar la fuerza y el equilibrio.

¿Se equivoca alguno de ellos? En absoluto. Ambos decidieron acciones que consideraron que conducirían a un determinado resultado, que es estar sano. Ambos tienen un alto nivel de autoeficacia, lo que ayuda mucho cuando se trata de hábitos saludables. Cuando se tiene un alto nivel de autoeficacia, es más fácil entender los beneficios de cultivar una rutina matutina saludable. Lo más importante es que tanto Paula como Jenny se benefician de sus hábitos y del resultado, que es la salud y la felicidad.

El aspecto del optimismo

Según el diccionario Merriam-Webster, el optimismo es "una inclinación a poner la construcción más favorable en las acciones y eventos o anticipar el mejor resultado posible". En pocas palabras, ser optimista significa creer que las personas o las situaciones darán resultados positivos. El optimismo suele ser contrarrestado por el realismo, que se centra en los hechos y cree las cosas que son realistas, prácticas y no imaginadas. Sin embargo, siempre oímos que debemos ser optimistas, ¿verdad?

Optimismo disposicional

Cuando una persona cree ciegamente que todo saldrá bien, sin tener en cuenta ningún proceso que pueda llevar a un resultado positivo, se conoce como optimismo disposicional. La persona cree que, haga lo que haga o se produzcan las situaciones que se produzcan, no ocurrirá nada malo. No hace falta decir que esta es una forma poco saludable de pensar en el futuro. Es bueno ser optimista, pero a veces es necesario ser pesimista. Veamos otro ejemplo. Juan y María llevan 20 años casados. Juan tiene que someterse a una operación seria dentro de dos meses. Juan es fumador, mientras que María no lo es. Ella no deja de insistirle para que deje de fumar, ya que puede complicar la operación. Mary le dice a John que sus pulmones deben ser más fuertes para la operación. John se encoge de hombros, diciendo que ella sólo está siendo pesimista, asegurándole que todo irá bien.

. . .

En este caso, Juan muestra signos de optimismo disposicional, mientras que María muestra un pesimismo necesario. Aunque hay verdad en lo que dice María, Juan no lo tiene en cuenta, creyendo que todo irá bien. No está dispuesto a reconocer ningún hecho en torno a lo que dice María. La fe es algo bueno, pero no significa que debamos descuidarnos.

Optimismo irreal

John y Mary no están de acuerdo con el hecho de que John deba dejar de fumar. John le dice a Mary que su tío era un fumador empedernido y se sometió a muchas operaciones, y que estaba bien, y continúa diciendo que otros fumadores también se sometieron a operaciones y no les pasó nada malo. Esto se llama optimismo irreal: la persona compara sus posibilidades de éxito y bienestar basándose en lo que ve de otras personas. Este tipo de optimismo también es peligroso, ya que el optimista opta por ver sólo las cosas buenas, ignorando las malas. ¿Será esta actitud beneficiosa para las elecciones de la vida de uno? Lo dudo mucho.

Las personas tienen identidades y valores fundamentales diferentes. Por lo tanto, las mismas cosas aplicadas pueden no funcionar tan bien como lo hacen con otros.

. . .

Acepta tu individualidad y encuentra una rutina que se adapte a ti y mejore tu felicidad general. ¡Te lo mereces!

3

Potenciar su cuerpo para la felicidad

Todo el mundo sabe que el ejercicio es bueno para la salud. Lo mismo ocurre con el consumo de alimentos saludables. ¿Por qué, entonces, algunas personas encuentran excusas para evitar el ejercicio o la alimentación sana? Eso es exactamente lo que son: excusas. No quiero pisar ningún terreno. Puede que tengas una razón legítima para no poder hacer ejercicio, pero si no es así, seamos sinceros; si quieres estar sano, puedes y encontrarás la forma de hacerlo.

¿Por qué es tan importante estar sano? Su salud es su activo más valioso. Un estilo de vida poco saludable puede impedirle alcanzar sus objetivos. Influirá en tu estado de ánimo y en tus emociones, y puede impedirte ser feliz. Puede que te aceptes a ti mismo, diciendo que eres feliz con tu forma de ser, pero ¿eres realmente feliz?

¿Qué áreas de tu vida deberían cambiar para mejorar tu felicidad? Merece la pena trabajar por la felicidad.

No te limites a sobrevivir, ¡vive!

¿Sientes que estás viviendo una vida plena, o sólo estás sobreviviendo? ¿Te cuesta levantarte de la cama por la mañana, para luego arrastrarte a lo largo del día? Todos queremos ser felices, pero algunos piensan que no serlo es una parte normal de la vida, al menos para ellos. He oído a personas que llegan a decir: Nunca seré feliz. No estoy destinado a ser feliz. Si quieres ser feliz, puedes serlo. Ten en cuenta que tu rutina matutina marcará el tono del resto del día. Pueden ocurrir cosas que te disgusten, pero en última instancia, puedes experimentar una felicidad general que nadie ni nada puede quitarte.

Algunas personas están preocupadas por no encontrar nunca su propósito en la vida. Piensan, rezan y hablan de ello, esperando que ocurra algún milagro que traiga el propósito a sus vidas. Pero, en lugar de rezar y esperar, ¿por qué no decidir que quieres un propósito y luego trabajar para conseguirlo? Si necesitas un propósito, incorpora tus puntos fuertes y tus talentos a tu rutina matutina. Determina cuáles de tus fortalezas y talentos pueden ser utilizados con propósito.

Usted es único por una razón: alguien ahí fuera necesita exactamente lo que usted tiene que ofrecer. Al hacer esto, tendrás una razón para levantarte de la cama y emocionarte.

Para vivir una vida con propósito, necesitarás estar sano. Hay muchas cosas que pueden impedirte vivir tu propósito. Lisa Allen empezó a fumar cuando tenía 16 años. Después de que su marido la dejara, decidió dejar de fumar para ahorrar dinero para su posterior viaje a El Cairo. No sólo logró ese objetivo, sino que también corrió una media maratón y, más tarde, una maratón completa.

¿Habría podido hacerlo si hubiera seguido fumando mucho? Lo más probable es que no. Cuando Lisa se dio cuenta de lo bien que se sentía al no fumar, adoptó también otros hábitos más saludables. Solía comer en exceso, cosa que también dejó de hacer. Se puso sana, en forma y parecía 10 años más joven.

La decisión de Lisa de volver a El Cairo un año después para hacer un viaje en condiciones por las pirámides la entusiasmó. Le dio una razón para levantarse cada mañana. Había encontrado algo por lo que podía trabajar. Lisa encontró un propósito. Aunque fuera para su propio beneficio, seguía siendo un propósito.

No le llegó a Lisa por casualidad. Ella decidió hacerlo. Era un sueño que quería hacer realidad, y lo hizo. Su propósito no terminó ahí; tuvo éxito en su nuevo trabajo y se sumergió en estudios sobre los efectos neurológicos de los hábitos. Ya no era una víctima que sufría, sino que se había convertido en una mujer próspera que había decidido empoderarse: mente, cuerpo y espíritu.

Todo el mundo sabe lo agitado y agotador que puede ser un día. Hay recados que hacer, obligaciones y expectativas que cumplir, y otras responsabilidades. Esto hace que mucha gente se limite a pasar por el aro cada día. Sin embargo, no hemos nacido para vivir sólo así. Necesitamos hacer algo mejor, más grande y más audaz. La gente suele querer que la vida les ofrezca más.

Puede que lo proclamen, pero luego se queden sentados.

Si quieres más de la vida, tienes que dar más. Si quieres emociones, piensa en algo como el alpinismo. Si no puedes hacerlo porque no estás en forma, entonces primero haz algo con tu salud. ¿Entiendes a dónde quiero llegar con esto? Tu anhelo debe conducir a una situación, la situación a un determinado comportamiento, y el comportamiento debe producir una recompensa.

. . .

Los hábitos no se cultivan sólo para obtener una gratificación instantánea. Los hábitos también deben cultivarse para obtener una gratificación a largo plazo.

Mientras mantengas la vista en el premio y sigas motivado por él, estarás dispuesto a trabajar duro y a ser feliz por ello. Incluya hacer algo que le guste, preferiblemente añadiendo algo que le guste hacer en su rutina matutina. Sólo asegúrate de que sea beneficioso a largo plazo. No debería ser algo como tomar seis bolas de helado cubierto de salsa de chocolate por la mañana.

Algunas personas, incluso amigos y familiares, se reirán de ti por tomar decisiones mejores y más saludables. ¿Por qué? Por las normas de la sociedad. Hoy en día, cualquier intento de hacer lo correcto parece irregular y extraño para la mayoría de la gente.

No dejes que eso te desanime. Encuentra un grupo de personas que te apoyen en tus decisiones. Sería estupendo que todos los miembros de este grupo tuvieran el mismo objetivo, es decir, cultivar hábitos saludables para garantizar un día lleno de felicidad. Una vez que hayas encontrado algo significativo por lo que quieras trabajar, deberías incluir en tu rutina matutina la preparación para trabajar en ello.

Recuerda que, como todos somos individuos únicos, las cosas que te hacen feliz y te entusiasman no tienen por qué tener el mismo efecto en los demás. Tus sueños y objetivos serán diferentes, incluso la forma de alcanzarlos.

Tu búsqueda, por suerte, no tiene que ver con ellos, sino contigo. Cuando hayas identificado algo que te beneficia y te hace feliz, ¡ve a por ello!

No permitas que el drama y la agitación de otras personas te arrastren. No vivas en modo de supervivencia porque eso es lo que hace todo el mundo. Tú conoces mejor que nadie tus esperanzas, objetivos y sueños, y sabrás mejor que nadie cómo vivir de acuerdo con ellos.

Es posible que las cosas se vuelvan abrumadoras y que necesites dar un paso atrás para recuperar el aliento. No te preocupes cuando esto ocurra. Haz lo que sea necesario para recuperarte y luego vuelve a ponerte en marcha. No hay que avergonzarse por sentirse o parecer débil. Eres humano y nadie, ni siquiera tú mismo, debe esperar más. Negarte a ti mismo la debilidad puede crear una mentalidad dañina que te hará sentirte innecesariamente decepcionado contigo mismo.

. . .

Abraza tu vida al máximo: tus esperanzas, sueños, éxitos, fracasos, debilidades y fortalezas. Aprende a celebrar lo que eres, sin importar las circunstancias.

Su rutina matutina debe recordarle que no sólo está sobreviviendo, sino que está prosperando. Ya sea mediante afirmaciones, ejercicio, meditación o una combinación de muchas cosas, debes encontrar alegría y propósito en tus hábitos matutinos para poder llevar esta motivación y entusiasmo a lo largo del día.

Establecer y mantener una rutina matutina saludable requiere práctica. Podemos comparar una rutina matutina saludable con un músculo. Cuanto más lo ejercites, más fuerte se volverá. Si lo descuidas, se debilitará.

Decide conscientemente que ya no quieres sobrevivir, sino que quieres sentirte vivo. Puedes convertirlo en tu próximo objetivo. Decide prosperar en tu rutina matutina. Vive como si ya tuvieras todo lo que querías. Puedes hacerlo porque aquello por lo que estás trabajando te está esperando a la vuelta de la esquina. Sigue adelante, sigue adelante y, si lo necesitas, descansa y recupérate, mientras no te rindes. No busques sólo resultados inmediatos. Los resultados duraderos y potentes tardan en alcanzarse.

· · ·

Igual que un músculo sano y fuerte.

Somos lo que comemos

¿Qué opinas sobre el desayuno? ¿Sólo desayunas cuando tienes tiempo? ¿Cree que para tener suficiente energía para el día hay que desayunar mucho? ¿O cree que debe saltarse el desayuno por completo? Algunas personas empiezan a llevar una vida más sana sólo después de un susto de salud. ¿Por qué no empezar ahora y evitar un susto de salud mientras se pueda? Estoy seguro de que ha oído el dicho "Somos lo que comemos". "¿Entiende realmente lo que significa? La gente tiene opiniones variadas sobre el tema del desayuno, pero veamos algunos datos sobre esta comida.

Según algunos estudios, el hecho de saltarse el desayuno no influye en el metabolismo. Cuando desayunas, quemas más calorías durante el día que si te saltas el desayuno.

Esto se debe a que cuando te saltas el desayuno, tu cuerpo induce un estado en el que almacena energía en lugar de gastarla como reacción a una posible inanición.

. . .

Las personas que se saltan el desayuno tienden a comer más durante el día, pero anotan muchas calorías como si hubieran desayunado. Sin embargo, como los que desayunan queman más calorías, se equilibra, lo que significa que ambos grupos terminan con más o menos las mismas calorías para el día.

Algunas personas se saltan el desayuno en un intento de perder peso, pero esto no es efectivo debido a la reacción del cuerpo, ya que ahorra más energía debido a la comida saltada. Algunas personas no se levantan con hambre, mientras que otras sí. En este caso, lo mejor es planificar su rutina matutina de acuerdo con sus necesidades. Recuerde que debe controlar su consumo de calorías y estará bien. Si haces ejercicio por la mañana, deberías desayunar. Esto reducirá la fatiga y le proporcionará la fuerza y la energía que necesita para el ejercicio. Si estás interesado en construir músculo, se recomienda que hagas de cuatro a cinco comidas al día con al menos 20 gramos de proteína cada una. Es fácil que no consigas alcanzar tu máximo potencial para construir músculo si haces la primera comida demasiado tarde en el día.

Algunos estudios afirman, sin embargo, que las personas que se saltan el desayuno suelen tener un mayor riesgo de ser obesas o diabéticas o de desarrollar dolencias relacionadas con el sistema cardiovascular.

Las personas que desayunan de forma saludable tienden a consumir menos alcohol y alimentos grasos y más micronutrientes y fibra. Tienen más energía y, por tanto, también pueden ser más activos físicamente. Los niños y los adolescentes no deben saltarse el desayuno, ya que están creciendo y, por lo tanto, necesitan todos los nutrientes y minerales que acompañan al desayuno.

Las personas que se saltan el desayuno porque tienen un sentimiento negativo sobre su cuerpo, especialmente cuando es injustificado, corren el riesgo de desarrollar trastornos alimentarios. Hay mejores maneras de ponerse en forma. No hay que matarse de hambre. Hacerlo puede acarrear graves problemas de salud. En su lugar, debe elegir comidas más saludables que incluyan todos los nutrientes que necesita y que mantengan su peso bajo control.

Tomar un desayuno saludable mantiene el nivel de azúcar en la sangre en un nivel óptimo. Algunas personas tienen un día imprevisiblemente agitado una vez que llegan al trabajo. Si usted es una de esas personas, es posible que se salte el desayuno, sin saber cuándo tendrá la oportunidad de comer algo. También es probable que tome algo que sea fácil y rápido de comer, que probablemente será algo poco saludable. Por lo tanto, tener una dieta equilibrada y saludable es una opción mucho mejor.

Podrás obtener todos los nutrientes que necesitas en lugar de tomar algo sólo para evitar que te gruña el estómago.

El desayuno activa el cerebro y ayuda al pensamiento crítico y creativo. El cerebro necesita combustible para funcionar. ¿De dónde saca el combustible? De lo que come, naturalmente. Es importante tener en cuenta los alimentos para el desayuno que tienen los nutrientes correctos para alimentar tu cuerpo y tu cerebro. La constitución de tu cerebro comprende grasas (o lípidos), proteínas, aminoácidos, micronutrientes y glucosa. Si falta alguno de estos componentes, ¡tendrías un gran problema! Tu cerebro obtiene todos estos componentes necesarios de lo que comes. Combinados, estos componentes son necesarios para el correcto desarrollo, funcionamiento, energía y estado de ánimo.

Si tienes ganas de dormir después de comer o si te cuesta conciliar el sueño por la noche, es muy posible que la causa sea la comida que ingieres. Los alimentos afectan a tu cerebro. Los omegas 3 y 6 son las grasas más importantes que forman parte del cerebro. Estos ácidos grasos ayudan a combatir el deterioro del cerebro, ya que crean y mantienen las membranas celulares. Los alimentos que contienen estos importantes ácidos son los frutos secos, las semillas y el pescado.

Recuerda incluir este tipo de alimentos en tu rutina matutina. El consumo excesivo de otros tipos de grasa, como las grasas trans y saturadas, puede ser perjudicial para el cerebro.

Los aminoácidos y las proteínas desempeñan un papel importante en el crecimiento y el desarrollo. Incluso influyen en nuestras emociones y comportamiento. Los aminoácidos ayudan a formar neurotransmisores que son responsables de la comunicación en el cerebro, ya que transportan señales entre las neuronas. Estas señales determinan el estado de ánimo, la forma de dormir, el grado de alerta e incluso el peso. Los alimentos que ingieres pueden hacer que las células cerebrales liberen norepinefrina, dopamina y serotonina. Los diferentes aminoácidos tienen efectos variados en el cerebro, por lo que es una buena idea incluir una gran variedad de alimentos en su dieta.

Entre los micronutrientes están los antioxidantes, las vitaminas B6 y B12, el ácido fólico, el hierro, el cobre, el zinc y el sodio. Los antioxidantes ayudan al cerebro a deshacerse de los radicales libres que destruyen las células cerebrales. Por eso el cerebro se siente renovado después de comer verduras y frutas. Las vitaminas B6 y B12 y el ácido fólico ayudan a prevenir las enfermedades relacionadas con el cerebro y el deterioro cognitivo.

Aunque sólo hay trazas de zinc, hierro, sodio y cobre, estos micronutrientes ayudan al desarrollo y la salud del cerebro.

Para que el cerebro transforme y sintetice todos estos nutrientes, necesita mucho combustible. El cerebro sólo representa aproximadamente el 2% de la masa corporal, pero utiliza más del 20% de toda la energía disponible en el cuerpo. Los hidratos de carbono son una buena fuente de energía. El cuerpo descompone los carbohidratos en glucosa o azúcar en sangre a través del sistema digestivo.

El azúcar, la fibra y el almidón son carbohidratos. El efecto de los hidratos de carbono en el cerebro depende de la proporción entre los tres componentes. Por ejemplo, el pan blanco, que es un alimento de alto índice glucémico, liberará grandes cantidades de glucosa en el torrente sanguíneo cuando se consuma. Te sentirás bien durante un tiempo después de comer pan blanco, pero después experimentarás un bajón que te hará sentir cansado y perezoso.

La avena, los cereales y las legumbres liberan la glucosa a un ritmo más lento, lo que significa que su cuerpo recibe energía durante períodos más largos del día. Esto le ayudará a estar de buen humor y a mejorar su atención.

Está bien darse un capricho de comida basura de vez en cuando, pero no con demasiada frecuencia. La opción más saludable sería mantenerse completamente alejado de ella. Sin embargo, sé que a algunos nos gusta la rebeldía ocasional. Recuerda siempre que lo que comes tiene una influencia directa en tu cerebro. Piénsalo: si los alimentos que comes afectan directamente a cómo te sientes, piensas y te comportas, ¡entonces realmente eres lo que comes!

Cuerpo sano, mente feliz

Lo que haces con tu cuerpo influye en tu mente. Quizá tengas un gato como mascota. Si no lo tienes, imaginemos por un momento que lo tienes. Es posible que a veces compres golosinas especiales para tu gato. ¿Por qué?

Porque estas golosinas saben mejor que su comida habitual. Los gatos no comen las golosinas como la comida normal; sólo toman una, dos o tres golosinas como máximo a la vez. Las golosinas están pensadas para darles algo especial, ¿verdad? ¿Cómo reacciona su gato cuando le oye abrir, o simplemente manipular, el paquete que contiene las golosinas?

. . .

¿Y cuando le das su golosina? Vienen corriendo emocionados, y una vez que reciben la golosina, se puede ver que la disfrutan de verdad. Al darle una golosina al gato, está influyendo en su mente. A estas alturas, conoces tan bien el lenguaje corporal de tu gato que sabes cuándo está pidiendo una golosina.

¿Cuál es su golosina o comida favorita? Digamos que es un donut. Cuando vas a la tienda y compras un donut, ¿cómo te sientes? O, si alguien llega a tu casa con una caja llena sin, ¿cómo reaccionas? Mientras te comes el donut, sientes felicidad y alegría, igual que cuando tu gato prueba, disfruta y digiere una golosina. Cuando te comes el donut, estás haciendo algo en tu cuerpo que influye en tu mente y tu estado de ánimo. Nuestros pensamientos y estados de ánimo están determinados principalmente por lo que le ocurre a nuestro cuerpo.

Está claro, pues, que los problemas de tu cuerpo no son exclusivamente de tu cuerpo, al igual que los problemas mentales no son siempre sólo de la mente. Tu cuerpo y tu mente no están divididos por un abismo, sino que se interconectan en cada momento del día, trabajando juntos como un equipo. El ejemplo de un donut, que tiene que ver con la gratificación instantánea, es un ejemplo sencillo de cómo nuestra mente se ve afectada por lo que le hacemos a nuestro cuerpo.

Si quieres que tu estado de ánimo y tus pensamientos mejoren durante el día, tendrás que mejorar lo que le haces a tu cuerpo. Si tu cuerpo no se siente bien, tu mente tampoco se sentirá bien. Será difícil mantener un sentimiento de felicidad si tu cuerpo no está bien.

¿Cómo es tu estado de ánimo durante el día si no duermes lo suficiente? No te sientes muy bien, ¿verdad?

Es probable que no te sientas muy sociable y que incluso te sientas agitado. Esto también afectará a su rutina matutina. Como no has descansado lo suficiente, tu cerebro intentará minimizar tus actividades físicas y mentales para ahorrar la mayor cantidad de energía posible.

Esto puede incluir incluso la prevención de la creación de nuevos recuerdos. La falta de sueño crea una proteína tóxica en el cerebro llamada beta-amiloide. Estas proteínas tóxicas se asocian a la enfermedad de Alzheimer. Mientras duerme profundamente, su cerebro está lavando las toxinas, como el beta-amiloide. Si no duerme lo suficiente, estas toxinas comenzarán a acumularse en su cerebro, y esto puede conducir a la enfermedad de Alzheimer.

. . .

Su sistema inmunológico también se verá afectado por no dormir lo suficiente, lo que incluye una reducción del ritmo de formación de las células que combaten el cáncer.

El sistema cardiovascular también se ve afectado. Durante la noche, el ritmo cardíaco y la presión arterial descienden, ya que su cuerpo está provocando esencialmente un reinicio de su sistema circulatorio, lo que sólo puede ocurrir cuando duerme. Esto hace que este sistema sea más eficaz a la hora de transportar nutrientes por todo el cuerpo, así como de eliminar las toxinas de las células. El reinicio también mantiene su corazón sano, reduciendo el riesgo de un ataque al corazón o un derrame cerebral.

Incluso lo que has comido o bebido la noche anterior puede afectar a tu cerebro a la mañana siguiente. Por ejemplo, si has tomado demasiado helado o alcohol, vas a sentir los efectos en tu cerebro a la mañana siguiente. Te sentirás perezoso y cansado, y tu cabeza se sentirá como si estuviera atrapada en una especie de pinza. Si esto se combina con un sueño insuficiente, el resultado será un mal día. Esto significa que lo que hiciste la noche anterior también puede determinar si tu rutina matutina será eficiente.

. . .

Sube los hombros y tensa los músculos. Ahora, aprieta los puños. Intenta decirte a ti mismo que te sientes tranquilo y feliz. Los puños cerrados y los hombros levantados con los músculos tensos le dicen al cuerpo que te sientes estresado y ansioso, relaja los hombros y las manos y respira profundamente. Ahora, dígase a sí mismo que se siente tranquilo y feliz. ¿Ves la diferencia? Por eso es importante tu postura. Puede decirle a tu cerebro que tienes confianza en ti mismo o, por el contrario, que eres tímido y reservado.

La forma en que te muevas también le dirá a tu cerebro lo que sientes. Si arrastras los pies por el suelo, tu mente pensará que te sientes decaído o cansado, y pronto te sentirás así. Si tienes un resorte en tu paso, eligiendo ser ágil, tu mente se sentirá más aguda, y harás las cosas más fácilmente.

Los ejercicios de respiración no sólo benefician a tu fisiología, sino que también calman la mente y te ayudan a concentrarte. Es una buena idea ser consciente de tu cuerpo, de cómo actúas y de cómo haces las cosas. La gente tiende a pensar que la postura o la actitud de una persona mostrada a través del lenguaje corporal se debe a lo que pasa por su mente. Sin embargo, lo que también puede ser cierto es que sus mentes están reaccionando a la forma en que manejan sus propios cuerpos.

Así pues, empieza el día con una sonrisa. Te apetezca o no, sonríe de todos modos. Hazlo cada mañana. De hecho, hazlo más a menudo. Siempre que tengas la oportunidad, sonríe. Sonríe al mundo, aunque no te devuelva la sonrisa. Hará maravillas, ya que tu mente aceptará que te sientas positivo y bien.

Todas las funciones corporales, como la respiración y la restauración celular durante la noche, utilizan agua.

Cuando te despiertas, tu cuerpo está deshidratado, aunque no lo sientas. Beba agua inmediatamente después de despertarse. Te ayudará a reducir esa sensación de aturdimiento que tienes por las mañanas.

Es importante que empieces a moverte temprano por la mañana. No quiero decir que debas levantarte y caminar hasta la cocina. No, el movimiento tiene que ser radical.

Como hemos visto en este capítulo, lo que hagas con tu cuerpo cambiará tu estado de ánimo. Puedes salir a correr o a caminar, bailar, hacer yoga, levantar pesas o saltar, siempre y cuando los movimientos sean fuera de lo común.

. . .

Esto ayudará a las células de tu cuerpo a obtener mayores niveles de oxígeno que te harán sentir más agudo y con más energía.

Por supuesto, debes tomar un desayuno saludable. Hay muchas opiniones diferentes sobre el tema, pero ten en cuenta los nutrientes que necesitas para sentirte bien y pensar con claridad.

¿Cuándo rinde más tu coche, cuando funciona con gasolina o cuando el depósito está lleno? Lo mismo ocurre con su cuerpo. Necesita combustible para funcionar correctamente. Determina la cantidad de tiempo que necesitarás por la mañana para completar tu rutina matutina, y luego vete a dormir a tiempo, asegurándote de descansar lo suficiente. De esta manera, te aseguras de tener una rutina matutina beneficiosa, saludable y eficiente.

4

Potencie su mente para ser feliz

Un tema que interesa a mucha gente es el poder de la mente humana. La mente trabaja constantemente.

Tenemos que prestar mucha atención a lo que hace nuestra mente. Si nos limitamos a dejar que nuestra mente siga su camino, podemos correr el riesgo de vivir en la negatividad, la duda, la ira, la desesperanza o la infelicidad.

Nos han enseñado que nuestro cerebro gobierna nuestro cuerpo, y con ello tendemos a pensar que lo que ocurre en nuestra mente es lo que se supone. Sin embargo, tenemos que mantener el control de nuestra mente.

. . .

Tenemos que ser conscientes y examinar conscientemente lo que ocurre en nuestros pensamientos. No lo dejes en manos de tu mente, pensando que por casualidad puedes llegar a ser feliz. No. Toma las riendas y decide hacer algo que te asegure una mentalidad positiva, empezando por tu rutina matutina.

El lado oscuro de la mente

La mente es una herramienta importante y puede utilizarse para lograr grandes cosas. Tal vez sea usted un pensador creativo e innovador. Puede que incluso tenga la capacidad de poner en marcha planes para alcanzar sus sueños y hacer realidad sus pensamientos creativos. Sin embargo, al igual que la mente puede utilizarse para crear, también puede destruir. Tu mente puede tener un impacto increíble en ti mismo, en los que te rodean, en tus circunstancias y en tus objetivos.

Nosotros, como humanos, tenemos una capacidad cognitiva que supera la de cualquier otro ser de la Tierra.

La historia demuestra que la mente es poderosa. Piensa en la arquitectura, los libros, los largometrajes, el avión y otras innovaciones únicas.

Tu mente te ha ayudado en los estudios, a encontrar un trabajo y hacerlo bien, a establecer objetivos y a trazar planes a corto y largo plazo. Tus capacidades cognitivas te han permitido tomar mejores decisiones, incluso encontrar personas con las que compartir tu vida. Tu mente también puede ayudarte a decidir la rutina matutina perfecta que se adapte a tu estilo de vida.

Pero la mente humana también tiene un lado oscuro.

¿Qué pasaría si no controlaras tu mente y dejaras que tus pensamientos se desbocaran? Si no los controlas, tu mente puede controlarte a ti en lugar de al revés. Tu mente deja de ser una herramienta útil y te conviertes en la herramienta de tu mente. Un pensamiento aterrador, ¿no? Tu mente puede querer satisfacer sus propios deseos y puede empezar a utilizar tu energía para conseguir lo que quiere. Tu mente producirá pensamientos irrelevantes y, a veces, incluso pensamientos que pueden ser destructivos. Cuando decides comportarte de forma beneficiosa para ti, como tener una rutina matutina saludable, tu mente hará todo lo posible para convencerte de lo contrario. ¿Has experimentado esto alguna vez, o lo estás experimentando en este momento?

. . .

La ansiedad inexplicable se convertirá de repente en parte de tu vida. ¿Cómo lo consigue tu mente? Lo consigue presentándote pensamientos que crean emociones negativas, como el miedo, la ira o la pena. Para inducir la ansiedad, tu mente crea un montón de posibilidades diferentes con resultados negativos para que pienses en ellas. El resultado es que vives constantemente con miedo a lo que va a pasar. Tu mente se las arregla para hacerte temer el futuro hasta tal punto que no te centras en tu situación actual. Prefieres vivir en el futuro y olvidarte de estar vivo en el momento presente. La ansiedad puede ser muy agotadora. Esto te impedirá realizar actividades beneficiosas.

Parece que la mente no se preocupa realmente por ti o por lo que te ocurre, siempre que consiga lo que quiere.

Las personas que se ven atrapadas en esa mentalidad pueden llegar a ser suicidas, lo que significa que tu mente tiene el potencial de hacerte tener pensamientos extremadamente destructivos. ¿Conoces a alguien con tendencias suicidas? ¿Les has oído hablar? Creen que no hay forma de salir de su situación. Sus pensamientos suelen ser irracionales y sin fundamento. Por eso, creo que decimos que una persona ha sido víctima de un suicidio.

. . .

Además de la ansiedad, tu mente también puede hacerte sufrir una depresión.

La diferencia entre la ansiedad y la depresión es que el miedo al futuro te hace estar ansioso, mientras que cuando sufres depresión te quedas atrapado en el pasado.

La depresión provoca un sentimiento abrumador de tristeza, que también puede llevar a la disociación y a la pérdida de interés. Muchas personas que sufren depresión no quieren salir de la cama, y mucho menos seguir una rutina matutina saludable. En cambio, la depresión se convierte en una bola y una cadena que tienen que arrastrar durante todo el día.

Sus mentes siguen produciendo pensamientos sobre sus experiencias y cómo las cosas deberían haber sido diferentes. No paran de pensar en qué pasaría si esto ocurriera o qué pasaría si aquello. n este sentido, se ocupan tanto de pensamientos infructuosos que no se dan cuenta de lo que su mente les está haciendo. Al igual que en el caso de la ansiedad, la depresión también puede provocar pensamientos destructivos hasta tal punto que la persona puede llegar a tener tendencias suicidas. ¿Te das cuenta de lo sutil y engañosa que puede ser la mente?

· · ·

Tal vez usted o alguien que conoce esté sufriendo de pensamientos innecesarios provocados por la mente. ¿Has oído hablar de algún conocido que haya sido víctima de un suicidio, y que haya sido un shock para todos vosotros?

¿Cómo es que esta persona sufría de pensamientos destructivos sin que nadie lo supiera?

La gente suele considerar todo tipo de tratamientos cuando no puede dormir. También deberían examinar exactamente lo que les hace la mente. El insomnio es una condición que afecta a muchas personas. También puede ser causado por la mente. Su mente puede decidir permanecer activa cuando usted quiere ir a dormir, haciendo que se sienta muy despierto. Puedes sentirte cansado, sabiendo que necesitas dormir, pero tu mente no te lo permite. Incluso cuando intentas forzarte a dormir, no lo consigues. ¿Por qué? Porque dormir es un mecanismo automático controlado por el hipotálamo. El insomnio se produce cuando tu mente consciente anula el patrón normal asociado al sueño, haciendo que estés despierto cuando deberías estar dormido.

El insomnio conduce a una espiral descendente, ya que te sientes más estresado por no poder dormir, lo que sólo potencia el insomnio.

Dormir es esencial, lo que significa que el insomnio es perjudicial para tu salud. Para tener un ciclo de sueño normal, tu mente necesita estar tranquila y relajada. Así es como su mente le impide dormir: llena su mente de preocupaciones y pensamientos excesivos, impidiéndole entrar en el ciclo normal del sueño. A su vez, si no duermes lo suficiente, no eres capaz de funcionar correctamente durante el día, y no puedes seguir una rutina matutina saludable.

También puede descubrir que su mente se llena tanto de pensamientos e ideas que se paraliza mentalmente. No puedes tomar decisiones efectivas y puede que acabes por no tomar ninguna decisión importante. Los pensamientos que tienes sólo señalan el lado negativo de las cosas, como todo lo que podría salir mal. Acabas preocupándote innecesariamente, y eso te impide perseguir cualquier objetivo u otros esfuerzos importantes.

Tu mente sigue presentándote razones para no hacer algo. Aunque sabes que puedes o no tener éxito haciendo algo, tu mente te convence de que no lo intentes en absoluto. Puede ser que hayas pensado en iniciar tu propio negocio o que hayas querido aprender algo nuevo, pero tu mente te ha disuadido. Cuando esto sucede, te sentirás seguro, pero nunca tendrás éxito, aunque podrías haberlo tenido.

Tu mente puede hacerte perder muchas oportunidades. Muchas de las dificultades a las que te enfrentas podrían haber sido causadas por tu mente, incluidos los problemas mentales. Reconoce que tu mente puede estar mintiendo. Nunca podremos entender por qué la mente elige ser destructiva, pero sólo mira a tu alrededor. El mundo está lleno de comportamientos destructivos. La gente muestra un comportamiento destructivo hacia su entorno, la naturaleza, otras personas. Tal vez sea hora de que todo el mundo dé un paso atrás y decida replantear su mentalidad.

Recuerda que tu mente no se rendirá sin luchar, pero al final, ¡puedes bañarte en la victoria! Siempre que estés decidido, motivado y seas positivo, podrás superar el lado oscuro de tu mente.

Reencauzar los pensamientos

Ya hemos visto lo poderosa y peligrosa que puede ser la mente. Si una persona ya está siendo controlada por su mente, ¿se puede hacer algo al respecto? La respuesta es sí. En el momento en que identificas que hay un problema, y sabes cuál es el problema, puedes empezar a trabajar por el bienestar mental. Puedes tomar medidas activas para reformular tu mente y recuperar el control. El estado en el que estás controlado por tu mente sólo ocurrirá si no prestas atenciones a lo que hace tu mente.

Por eso es tan importante contemplar bendiciones y afirmaciones durante la rutina matutina y despejar la mente de toda negatividad y pensamientos irracionales.

El pasado no puede cambiarse, pero podemos beneficiarnos de las lecciones que nos aportaron las experiencias y utilizarlas para crear una vida mejor en el futuro.

La meditación ayuda a calmar la mente. Hay diferentes tipos de meditación, lo que significa que tienes varias opciones y puedes elegir el método que más te convenga.

Además, el ejercicio aumenta tu energía y ayuda a pensar con claridad, además de hacerte consciente de que estás logrando algo. En otras palabras, el ejercicio le da un propósito y se convertirá en algo que le hace ilusión.

. . .

Como vimos en el capítulo 3, comer alimentos saludables también beneficia a tu cerebro y te ayudará a mantener tus pensamientos claros y agudos.

Aparte de eso, tener un horario eficaz también evita que tu mente se llene de trozos de cosas que tienes que recordar. Una vez que está escrito, no tienes que confiar constantemente en tu memoria para tener un día tranquilo y fructífero. Tú sabes cuáles son tus necesidades, así que haz lo que más te convenga. Recuerda que a veces necesitamos disciplina y perseverancia. Sin embargo, si quieres lo mejor para ti, harás lo que sea mejor para lograr ese objetivo.

¿Hasta qué punto es eficaz recablear la mente? Una vez tuve un colega que era gruñón todos los días. La gente dejó de saludar a este hombre porque sus respuestas eran siempre negativas, o simplemente respondía con un gruñido. Cuando empecé a trabajar allí, la gente me advirtió sobre este hombre, aconsejándome que me mantuviera alejado de él. En lugar de hacerlo, decidí saludarlo todos los días, independientemente de su respuesta. Y así lo hice. Fingí no notar sus esfuerzos por alejarme. La gente me cuestionaba y algunos incluso se reían de mis intentos. Sin embargo, me limité a sonreír y a decirles que sabía lo que estaba haciendo.

. . .

Dos meses después, el mismo hombre dejó una nota en mi mesa invitándome a comer con él. Cuando me presenté, parecía sorprendido.

Me limité a sonreír y seguí siendo la misma persona amable que había sido durante los dos últimos meses. Empezamos a ir a comer juntos a menudo, y al principio no hablaba mucho. No le presioné, pues sabía que se esforzaba por comunicarse.

Algunos días, almorzábamos en completo silencio. Sabía que tenía que tener cuidado de no convertirme en su muleta, así que tuve que poner límites. También tenía que dar a conocer estos límites.

Al cabo de un mes, se sentía cómodo hablando conmigo. Contábamos chistes y nos reíamos, hablábamos de deportes, del tiempo, de política y de todo lo que se nos ocurría.

Un día me contó la historia de su vida. Era una historia muy triste. Después de que él y su mujer perdieran a su hijo, se separaron y más tarde se divorciaron. Incapaz de afrontarlo, ella difundió falsos rumores sobre su ex marido. Los amigos e incluso los familiares le dieron la espalda sin escuchar su parte de la historia. Aceptó la derrota y el rechazo. A partir de entonces, decidió rechazar a la gente antes de que ellos le rechazaran a él.

Me dijo que estaba desconcertado por qué sus métodos no funcionaban conmigo como lo hacían con todos los demás.

Explicó que el comportamiento es causado por las emociones, las emociones son provocadas por los pensamientos, y los pensamientos surgen de una mentalidad.

Comprendí que sufría una mentalidad destructiva y que no podía salir de ella. Poco a poco, le ayudé a salir de ese pozo oscuro. Afortunadamente, él quería ser ayudado. Si alguien no quiere ayuda, es mucho más difícil reconstruir su mente. Unos meses más tarde, su actitud cambió por completo hacia los demás compañeros, e incluso consiguió hacer nuevos amigos.

Tenían que ocurrir algunas cosas para que superara su mentalidad. Tenía que reconocer que se encontraba en un lugar oscuro que le hacía infeliz, al igual que Lisa Allen. Luego, tenía que tener el deseo de ser ayudado.

· · ·

Luego, tuvo que aceptar que necesitaba ayuda. Luego, tuvo que aceptar la ayuda que se le dio. No fue un viaje fácil, sobre todo porque al cerebro le gusta que las cosas sean constantes.

Al cerebro no le gustan los cambios y quiere que todo siga como está. Por eso reencuadrar tu mente es un proceso decidido conscientemente. Tienes que vencer la voluntad de tu propia mente, ignorando su resistencia.

Te preguntarás por qué la gente no sigue una rutina matutina saludable, aun sabiendo que es beneficiosa.

Todos hemos sido alguna vez bebés. Cuando los bebés reciben amor y atención de sus padres, su cerebro libera dopamina. Crecimos con la dopamina liberada por nuestro cerebro, y nunca hemos olvidado esa sensación.

La dopamina es una de las sustancias químicas que nos hacen sentir bien. A la gente le gusta sentirse bien, lo que significa que preferimos hacer cosas que nos hagan felices, al menos según nuestros criterios. Por eso la gente hace cosas como fumar cigarrillos, beber alcohol o cualquier actividad que les haga sentir bien. Esta es la razón de muchas adicciones, ya que ciertas drogas y estimulantes amplifican el efecto de la dopamina.

· · ·

Para reconducir con éxito tus pensamientos, tienes que pasar a la acción. Observa tu vida con objetividad.

Reconozca que sabe lo que es la felicidad y que quiere ser feliz o mejorar su felicidad general. Admite que tus rutinas matutinas actuales no son tan efectivas como deberían. Decida que quiere cambiar esto adoptando una rutina matutina saludable. Comprométase con esta decisión. Sabe que su cerebro no va a permitir esto sin luchar, así que prepárese para ello.

Recuérdate a ti mismo que tienes el control de tu vida, tu mente y tu felicidad.

Cuando llegue el momento de comenzar con su rutina matutina saludable, resista cualquier obstáculo y tentación. Has decidido tu rutina matutina, y te atendrás a ella. Toma conciencia de tu identidad central, la parte de ti que permanece en fase de ataque a la tentación. No puedes engañarte a ti mismo. Mientras sepas que algunos comportamientos matutinos no son beneficiosos, sabrás que debes abstenerte de hacerlos. Parte de la reconexión de tus pensamientos incluye ser honesto contigo mismo.

. . .

Deja ir tus hábitos destructivos y perdónate incondicionalmente por permitir estas cosas en tu vida.

Sea constantemente consciente de lo que quiere conseguir, y permanezca atento a lo que es y a lo que quiere llegar a ser. Recuerda que los nuevos hábitos se forman a través de la repetición. La gratificación instantánea sienta bien, pero la satisfacción que obtienes de ella también desaparece en un instante, mientras que las recompensas a largo plazo duran toda la vida. Esto no significa que no pueda hacer nada que le proporcione una gratificación instantánea. Si hay un equilibrio entre las recompensas a largo plazo y la gratificación instantánea, no corres el riesgo de perjudicarte a ti mismo. Otras personas están en el mismo camino, también interesadas en rutinas matutinas saludables. Conéctate con estas personas y obtén inspiración, fuerza y motivación de ellas.

Empieza a escribir un diario sobre tu experiencia. Escribe a diario, si es posible. Anote los cambios que experimenta. Más adelante, puede comparar su vida, sus sentimientos, sus pensamientos y sus comportamientos con los que tenía cuando empezó con una rutina matutina saludable.

. . .

Sé disciplinado, pero no seas demasiado duro contigo mismo. El propósito de este viaje es que encuentres la felicidad definitiva, no que encuentres razones para castigarte. Lo más importante que debes recordar sobre todo esto es que debes disfrutarlo. Es importante que seas feliz.

Cultivar nuevos hábitos es posible siempre que haya un deseo y una recompensa. Tu deseo debe ser mejorar tu felicidad general. La circunstancia sería despertarse por la mañana. El desencadenante sería levantarse de la cama. La respuesta será una rutina matutina saludable.

Todo esto trabajará en conjunto hacia la recompensa, que es la mejora de la felicidad general.

Bailar bajo la lluvia

Como hemos visto en la sección anterior, es posible recablear tus pensamientos. Una vez que has decidido mejorar tu felicidad general y empiezas a trabajar en ello, se convierte en un objetivo que puedes alcanzar definitivamente. He oído a gente decir cosas como: "El día de mayo empezó bien, pero las circunstancias, más tarde, lo hicieron miserable". ¿De qué serviría, entonces, perseguir la felicidad final?

. . .

Déjenme contarles una historia. Desde que Jimmy tenía uso de razón, le gustaba el mar. Le fascinaban los barcos y los buques, y coleccionaba libros sobre ellos y maquetas que llenaban su habitación. Cuando terminó la escuela, decidió trabajar en un barco.

Estaba emocionado y asombrado por el tamaño del barco en el que iba a trabajar. Tuvo una sonrisa durante días que parecía tan permanente que nada podría borrarla de su cara.

Sin embargo, la tercera noche hubo una tormenta. Las olas se volvieron enormes y sacudieron tanto el barco que Jimmy pensó que estaba a punto de zozobrar. Para su sorpresa, sus compañeros de tripulación dormían profundamente. Por supuesto, había alguien que vigilaba durante la noche, pero Jimmy se sentía frenético. Rápidamente despertó a toda la tripulación, creyendo que tenían que salvar el barco. Los hombres se despertaron, escucharon los desplantes de Jimmy, se miraron, se rieron y volvieron a dormir.

Jimmy no podía dormir en absoluto. Estaba aterrorizado.

A la mañana siguiente, todo estaba en calma. El barco seguía navegando. La tripulación se despertó y continuó con su mañana como de costumbre. Jimmy estaba asombrado e irritado. Les preguntó por qué se reían de él mientras el barco estaba claramente a punto de hundirse.

Le tranquilizaron diciéndole que conocían el barco y el mar, y que entendían de tormentas. Le explicaron que las tormentas ocurrían a menudo en las aguas, pero que sabían cuándo había peligro y cuándo era una tormenta normal. Jimmy asintió, aunque no estaba del todo satisfecho con su respuesta.

Cuando Jimmy llevaba meses en el barco, una noche volvió a caer una tormenta. Sintió que el barco se balanceaba de lado a lado, cerró los ojos y siguió durmiendo tranquilamente. ¿Por qué? Porque, al igual que los demás tripulantes, se había acostumbrado a ello. Al igual que los demás tripulantes, le pareció divertido que un nuevo miembro llegara y se aterrorizara ante su primera tormenta.

A pesar de nuestros esfuerzos, la vida nos depara tormentas proverbiales. Puede que tu mañana haya empezado con un cielo soleado, pero las cosas pueden cambiar rápidamente y empezar a sacudir tu mundo.

. . .

¿Cómo se puede mantener la calma? Desarrollando una sensación de paz interior, de calma y de felicidad que nada puede quitarte. ¿Es esto posible? Sí. Es posible, y tú también puedes conseguirlo.

En lugar de luchar contra las tormentas de la vida, podemos elegir aceptarlas, al igual que la historia del tripulante Jimmy. Al aceptarlas, podemos aprender de estas experiencias, hacernos más fuertes y liberarnos del miedo. Sin embargo, tendrás que fortalecer tu barco si no quieres hundirte. Por eso es tan importante una rutina matutina saludable. Fortalece tu mente con afirmaciones positivas. Puede parecer una tontería para algunos, pero considera esto: Betty y Walter llevan 40 años casados. Son felices juntos y siguen tan enamorados como el día en que se casaron. Después de estar casados durante 40 años, saben que se aman, ¿verdad? Esto significa que no lo necesitan hoy. Pueden seguir cada día sin decir que se quieren.

¿Has visto alguna vez a una pareja feliz que nunca exprese su amor verbalmente? No. Aunque las personas sepan que son amadas, siguen necesitando oírlo. Así es como nos reconectamos.

. . .

Necesitamos que nos reconozcan, nos aprecien y nos alaben; eso nos hace sentir bien.

Hablamos con nosotros mismos todos los días. ¿Qué cosas te dices a ti mismo? ¿Son siempre positivas o saludables?

Las afirmaciones positivas funcionan mejor cuando las dices en voz alta. Dígase a sí mismo lo grande, especial, inteligente, amable, creativo y maravilloso que es. Dígase a sí mismo que se quiere. No te limites a leerlas en un libro o en un papel. Las afirmaciones positivas deben salir del corazón. Siente cada palabra cuando las digas.

Ejercita tu mente leyendo. Lee al menos 10 páginas cada mañana. ¿Cuántos libros lees en un año? Si lees 10 páginas cada mañana, habrás leído bastantes libros en un año. Esto te ayudará a mantener tu cerebro agudo y a mejorar tu pensamiento crítico. A propósito de la lectura, consigue también algunos libros con citas. Si decides leer una cita al día, piensa en ella. ¿Cómo se aplica a tu vida?

¿Cómo puedes utilizarla para mejorar tu carácter, tus habilidades o tu perspectiva?

. . .

Dedica tiempo a la risa; pero no seas inoportuno. La risa sana es una buena medicina.

La gente se siente atraída por quienes tienen un carácter alegre. La alegría es contagiosa. Tu alegría afectará a más personas de las que crees. Por supuesto, a veces también tienes que ser serio.

Para ello, hazte preguntas que te empoderen, como: "¿Estoy dando lo mejor de mí?" o "¿Cómo quiero que los demás me experimenten?"

Puedes incluir en tu rutina matutina música que te resulte edificante. Crea un tablero de visión que contenga representaciones de todo lo que crees que te hará feliz. Que sea a la vez optimista y realista. Tómate un tiempo para cerrar los ojos. Utiliza tu imaginación y visualízate a ti mismo siendo feliz. Tómate un tiempo y empápate de esta maravillosa sensación.

Haz todas estas cosas manteniendo la pureza y la humildad. El propósito de una rutina matutina saludable no es ser tan bueno como para poder despreciar a los demás. El propósito es identificar tus debilidades, y reemplazarlas con fortalezas. Al reconocer nuestras debilidades, nos damos cuenta de una cosa importante: ninguno de nosotros es perfecto.

. . .

Como ves, puedes hacer algo para mejorar tu felicidad general. Puedes fortalecerla para que ninguna de las tormentas que la vida te lance pueda arrastrarla. En lugar de sobrevivir a una vida de altibajos, te reirás en la tormenta y bailarás bajo la lluvia. Entiende que no estoy diciendo que nunca más estarás triste. Lo estarás.

Es probable que haya angustia, decepción, tragedia y dolor, pero si tus cimientos están hechos de fuerza y felicidad, tu alegría interior nunca será arrebatada, aunque tus paredes tiemblen.

5

Potenciar tu espíritu para la felicidad

En este capítulo, veremos cómo puedes potenciar tu espíritu para ser feliz. En este sentido, el espíritu no se refiere a nada teológico o religioso. Para entender el término espíritu en este contexto, tienes que profundizar en tu actitud y en tu identidad principal. Estamos hablando de lo que te define inequívocamente.

- ¿Cómo te ves a ti mismo?
- ¿Cuáles son sus valores?
- ¿Cuáles son sus creencias?
- ¿Cuál es tu valor en este mundo, según tú mismo?
- ¿Cómo perciben tu valor los demás, como colegas, familiares y amigos?
- ¿Qué puedes hacer para vivir una vida más valiosa?

- ¿Qué necesitas para ser feliz?
- ¿Qué puedes hacer para conseguir esta felicidad?
- ¿Mides la felicidad con las posesiones materiales o la ves como algo asociado a los dones y habilidades que puedas tener?

Antes de continuar, tómate un tiempo para responder a todas estas preguntas. Una vez que hayas respondido a estas preguntas, tendrás una mejor idea de tu ser espiritual, tu actitud y tu identidad central. Lisa se hizo estas preguntas y se dio cuenta de que necesitaba desesperadamente un cambio.

Desarrollar una actitud positiva

Tu actitud es la forma en que evalúas a una persona, un objeto o una situación, lo que piensas sobre el tema y cómo te afecta. Tu actitud puede ser positiva o negativa.

¿Por qué es importante tener una actitud positiva?

Cuando tienes una actitud positiva, no te rindes fácilmente ante la desesperación, la depresión, la ansiedad y la duda. Tu actitud positiva lucha contra todo lo que intenta derribarte.

Te sientes capacitado para lograr grandes cosas, alcanzar metas y ser feliz. Tu actitud determina tu carácter. Tratas los pensamientos, las situaciones y las personas de acuerdo con tu carácter. Si tienes una actitud negativa, la gente lo sabrá. Estarás constantemente arremetiendo contra la gente, y en general les resultará difícil estar cerca de ti. Tener una actitud positiva atraerá a la gente hacia ti. Serás como un faro, una luz en la oscuridad que indica a la gente cómo encontrar el camino a casa.

A tu cerebro le gustan los patrones y la familiaridad. Si tienes una actitud negativa, tu cerebro empezará a reconocer la negatividad en más cosas, haciéndote sentir aún peor. Cuando tu cerebro se acostumbra a las asociaciones negativas, buscará cualquier cosa que coincida con los criterios. Esto puede convertirse en un bucle perjudicial, que puede ser dañino. Tu cerebro tiene el poder de hacer conexiones negativas, ¡incluso cuando no hay ninguna! Veamos un ejemplo. Trish y Danny son un matrimonio.

Una noche, se preparan para quedar con el jefe de Danny en un restaurante elegante. Después de ponerse un vestido, Trish se dirige a Danny y le pregunta qué aspecto tiene. Él responde inmediatamente que está muy guapa.

. . .

Entonces le pregunta si el vestido la hace parecer gorda.

Danny vuelve a responder inmediatamente, asegurando que se ve bien. Ella se enfada y acusa a Danny de mentir. Continúa diciendo que Danny sólo dice cosas para hacerla sentir mejor, incluso cuando no lo dice en serio. Cambiemos un poco la historia. Trish se viste y le pregunta a Danny qué le parece. Él le dice que está muy guapa. Pero cuando ella le pregunta si el vestido la hace parecer gorda, él responde: Tal vez sólo un poco. ¿Qué crees que habría pasado?

Estos patrones y comportamientos pueden ser interminables. Nadie estaría a salvo, especialmente los más cercanos. Casi todo puede convertirse en algo negativo si una persona lo permite.

Imagínate que le sugieres a tu pareja que los dos deberíais empezar una rutina matutina con una alimentación sana y ejercicio. Tu pareja explota y te pregunta si estás insinuando que tiene sobrepeso. ¿Sería esto fruto de una actitud positiva? Probablemente no. Cuando alguien ve constantemente la negatividad, puede ser agotador y agotador, no sólo para la persona negativa sino también para los que la rodean.

. . .

Una actitud positiva no sólo atraerá a la gente hacia ti o te hará resistente a la negatividad, sino que tu cerebro también reconocerá patrones de positividad en las situaciones. En pocas palabras, verá las cosas de forma positiva. Podrás identificar fácilmente las oportunidades y encontrar soluciones a los problemas. Otras personas aprenderán de tu ejemplo, especialmente de tu capacidad para mantenerte positivo independientemente de la situación.

Positividad en 5, 4, 3. . .

Sin embargo, ¿qué puedes hacer si experimentas un sentimiento abrumador de negatividad? Cuando esto ocurra, busca inmediatamente objetos a tu alrededor. Elige no menos de cinco objetos. Coge el primer objeto y examínalo. Fíjate en su color, textura, forma, tamaño y finalidad. Haz lo mismo con los otros cuatro objetos. Este método te devuelve a la realidad y despeja tu mente para pensar de forma objetiva. A continuación, di en voz alta cuatro cosas que hayas conseguido o de las que estés orgulloso. Tal vez te sientas orgulloso del hecho de ser digno de confianza, honesto y leal, o puedes elogiarte por seguir una rutina matutina saludable. A continuación, elige a tres personas cercanas a ti, personas a las que quieres. Decide que vas a ponerte en contacto con ellas para ver cómo les va.

Elige dos cosas que puedas aprender. Piensa en qué cosas no sabes todavía, o quizá muy poco, y decide que vas a aprenderlas. Por ejemplo, quieres aprender a hacer un determinado pastel o a arreglar un neumático. Por último, recuérdate a ti mismo diciendo en voz alta que tienes una actitud positiva y que quieres tener una actitud positiva. Dile a la negatividad que no es bienvenida y que mantendrás una mente clara y tranquila, encontrando una solución a cualquier problema que se te presente.

Ajustar su actitud

La gratitud debe ser una de tus prioridades. Cuando nos damos cuenta de que podemos perder las cosas que tenemos en un santiamén, nos da más motivos para sentirnos agradecidos. Agradece no sólo las posesiones materiales, sino también el hecho de despertar, respirar y todo lo que puedes experimentar con tus sentidos.

Nombra las cosas por las que estás agradecido en voz alta, y hazlo con sentimiento. Cuando estás agradecido, hay poco espacio para la negatividad. Si todavía necesitas la motivación para empezar con una rutina matutina saludable, considera estar agradecido por la oportunidad de tenerla.

Perdona a las personas que te han hecho daño. Guardar rencor sólo envenena tu mente. No castiga a quien te ha hecho daño. Lo único que hace es encarcelarte. Si quieres, puedes convertirlo en parte de tu rutina matutina: elige a una persona al día y perdónala. Sin embargo, debes ser sincero al respecto. ¿Cómo sabes si has perdonado a alguien? Cuando veas, pienses o escuches sobre aquellos que te hirieron y no sientas ira o dolor, sabrás que los has perdonado.

No esperes siempre lo peor. A menos que tengas todos los datos y sepas con certeza que algo se dirige al desastre, no des por sentado que sabes cuál será el resultado. Si te sientes motivado para empezar con una rutina matutina saludable, y tu mente te dice que no durará o que no funcionará, dale las gracias a tu mente amablemente y decide que sí funcionará. Dale la vuelta a tu mente y piensa conscientemente en todo lo bueno que puede surgir. Todas las cosas que merecen la pena requieren disciplina, trabajo duro y perseverancia. ¿Cómo vas a encontrar la felicidad definitiva si sigues asumiendo lo peor?

. . .

La gente tiene opiniones diferentes sobre todo, incluso sobre ti. Si te preocupa lo que la gente dice o piensa de ti, deja de hacerlo.

Es importante tener una buena reputación y ser ejemplar, pero no debemos confiar únicamente en cómo nos valoran los demás. Muchas personas sufren de baja autoestima, y algunas de ellas tratarían de destrozarte para sentirse mejor con ellos mismos. Si no le gustas a alguien, que así sea.

No desperdicies tu energía. Centra tu atención en los que te importan y en otras cosas más importantes. Si alguien ha dicho algo que te molesta, incluye el pensamiento en tu meditación matutina. Piénsalo bien. ¿Era necesario o útil? ¿Hay algo que puedas aprender de ello? ¿Es cierto lo que han dicho? Si ves que la mayoría de tus respuestas terminan con un no o en un callejón sin salida, deja que esas palabras se las lleve el viento. La crítica constructiva puede ser muy útil siempre que no se convierta en abuso.

Hazte con un diario y escribe a diario. Incluye la escritura en tu diario en tu rutina matutina. Escribe sobre tus pensamientos, sentimientos, esperanzas y demás. Por la noche, escribe otra entrada en tu diario para cerrar el día.

· · ·

Observa si tus pensamientos, sentimientos y actitudes han cambiado durante el día. ¿Qué los ha hecho cambiar? Si tu actitud sigue siendo la misma actitud positiva que debería ser, ¿cómo lo has conseguido?

Esto te recordará tus puntos fuertes e identificará las áreas en las que todavía necesitas trabajar. También te ayudará a mantenerte en contacto con la realidad, sin permitir que tus pensamientos se vuelvan irracionales, temerosos o falsos.

Encuentra la alegría en tu viaje

Te mereces ser feliz y puedes serlo. Dígase cada mañana que merece ser feliz. Para ser feliz, tienes que encontrar la alegría. La alegría se experimenta dentro de uno mismo. Forma parte de tu esencia. La alegría te da la fuerza y la capacidad de ser feliz. La felicidad es una expresión exterior. Sin alegría, no puedes ser feliz.

El mayor error del que son culpables muchas personas es pensar que la verdadera felicidad llegará cuando se den las circunstancias. Depende de que consigan esa chica, chico, coche, casa, trabajo, dinero o cualquier cosa que parezca importante. La felicidad circunstancial es efímera. La verdadera felicidad no espera a las circunstancias. Hay que salir a buscarla. Decide que quieres ser feliz y que harás lo necesario para serlo.

El primer paso consiste en aceptarse por completo. Sé feliz con las habilidades que tienes, encuentra la alegría en tus puntos fuertes y celebra quién eres. No te dejes etiquetar por el mundo. Puedes elegir quién quieres ser, independientemente de la opinión de los demás. Si quieres ser optimista y feliz, puedes hacerlo. La mayoría de la gente no entiende la verdadera felicidad. Cuando la ven, les parece extraña, y a menudo se burlan de ella.

¿Por qué? Porque todo el mundo quiere ser feliz. Aquellos que no están dispuestos a trabajar por su felicidad, a menudo tratarán de quitar la felicidad de los demás. Esto es triste pero cierto.

¿Tienes amigos con los que hace tiempo que no hablas?

Nos pasa a todos. Todos tenemos amigos con los que no hablamos tan a menudo como deberíamos. Esto puede hacerte sentir culpable, incluso inconscientemente. Como parte de tu rutina matutina, piensa en un amigo con el que no hayas hablado desde hace tiempo. Decide contactar con esa persona durante el día. Tal vez sólo necesites saludarle y preguntarle cómo está. Os hará felices a los dos.

Puedes incluir el trabajo en un proyecto artístico como parte de tu rutina matutina. Puede ser cualquier cosa y no tiene por qué ser importante. Su objetivo es hacerte feliz y calmar tu mente. No es necesario que termines tu proyecto en un día o en una semana. Trabaja en él durante 15 minutos cada mañana. Imagina lo bien que te sentirás cuando lo hayas terminado. Entonces, puedes empezar con tu siguiente proyecto creativo. Hazlo tan tonto o magnífico como quieras, siempre que lo disfrutes.

Tal vez haya un proyecto artístico en el que hayas trabajado pero que hayas guardado. Sácalo, quítale el polvo y termina el trabajo, sin prisa pero sin pausa.

Tómate un tiempo por la mañana para ti, puede ser escuchando música, mirando fotografías antiguas u observando los árboles mientras se mecen con el viento. No hagas nada agotador. Este tiempo es para que des un paso atrás y restaures tu energía. Si te sientes bien y elevado, escucha música que te emocione. Baila como si nadie te viera. Baila con todo tu corazón. Entrégate a estos momentos y disfrútalos al máximo. Si tienes maravillosos recuerdos de la infancia, piensa en cuando eras niño.

. . .

¿Cuál era tu canción, película o programa de televisión favorito?

¿Quiénes eran tus amigos y cómo pasabais el tiempo juntos? Recuerda lo feliz que eras de niño. Piensa en lo mucho que quieres esa felicidad para ti hoy.

Reconecta con la naturaleza. Tómate unos minutos cada mañana y sal al exterior. ¿Puedes pisar el césped con los pies descalzos? Siente la hierba bajo tus pies. Sé consciente de la brisa fresca. Si no tienes césped o vives en un apartamento, abre una ventana si puedes. Si vives en el centro de la ciudad, busca vídeos o fotos de la naturaleza. Imagínate que estás allí. Mira las fotos, cierra los ojos e imagina que esas cosas están justo delante de ti: árboles majestuosos, bandadas de pájaros, montañas majestuosas, valles resplandecientes o el vasto océano. Siéntase conectado a la naturaleza. Es posible hacer esto incluso utilizando imágenes o la imaginación.

Cuanto más conectes con la naturaleza y con otras personas, más fuerte será tu intuición. Podrás confiar cada vez más en tus instintos. Si algo te hace sentir incómodo o inquieto, investígalo. Si la sensación es abrumadora, aléjate. Sin embargo, debe haber un equilibrio. No desarrolles una actitud de desconfianza y te vuelvas cínico. Confía en tu instinto, pero sé justo al hacerlo.

Piensa en el mundo y en los cambios que son necesarios. ¿Cuáles son los defectos que percibes en los demás? Tal vez sientas que la gente no se preocupa lo suficiente o que prefiere ocuparse de la codicia y el materialismo. Sean cuales sean las cosas que identifiques, decide que los cambios que quieres ver en el mundo empezarán por ti mismo. Tómate un tiempo por la mañana para hacer una introspección. Identifica los defectos de tu propia vida. Si hay algo que quieres cambiar en el mundo, empieza por ti mismo. Haz tu elección y escríbela en un diario, por ejemplo "Hoy seré menos egocéntrico y me interesaré más por los demás". Haz algo nuevo cada día.

Identifica todos los retos a los que te enfrentas. Colócalos en dos grupos: las cosas que puedes controlar y las que no. Formula un plan de acción para ocuparte de las cosas que puedes controlar y que son tu responsabilidad.

Recuérdate a ti mismo lo bien y libre que te sentirás una vez que hayas realizado estas tareas, en lugar de la culpa que puedas tener por haber dejado las cosas para más tarde o por haber ignorado lo que hay que hacer. Fíjate en las cosas que no puedes controlar. Elige seguir siendo positivo, sin importar el resultado. Mira qué lecciones puedes aprender de estas situaciones.

Si es necesario, apóyate en un amigo, un familiar o un grupo de apoyo para que te ayude en los momentos difíciles. No olvides mostrarles tu agradecimiento.

Puede que sientas que eres una carga para los demás y, por tanto, evites a la gente, incluso a tus seres queridos.

Decida no sentirse más como una carga. Este sentimiento proviene de un sentido malsano de orgullo o de autocompasión. Ambos son destructivos. La autocompasión hará que todo el mundo se aleje de ti, haciéndote sentir peor.

El orgullo malsano te hará fingir que todo está bien mientras te estás desmoronando por dentro. Si eres abierto y honesto con las personas en las que confías, puedes construir un hermoso sistema de apoyo que te ayude a superar los momentos difíciles.

Si tienes que hacer algo, pero te aterrorizan los posibles obstáculos u otras dificultades, recuérdate a ti mismo que serás más fuerte una vez que lo hayas superado. Puedes tropezar con los obstáculos o utilizarlos para subir cada vez más alto. Sí, será difícil, pero una vez que lo hayas superado, recogerás los beneficios.

No sólo serás más fuerte, sino que también habrás mejorado tus habilidades y tendrás una sensación de logro. Pocas cosas te harán sentir tan bien.

Siempre que la ansiedad, el miedo, el estrés o la angustia llamen a tu puerta, diles que se vayan. Diles que la felicidad vivirá en tu corazón y en tu mente y que no hay lugar para la negatividad. El único estrés que debes permitir en tu vida es el estrés saludable. Sí, existe. Es el tipo de estrés que te entusiasma y te motiva; te empuja a dar lo mejor de ti. Somos seres humanos; a veces necesitamos que nos empujen.

Hagamos algo espiritual

Para mantener una rutina matutina exitosa, tendrás que darte cuenta del valor que tiene para tu mente, cuerpo y espíritu. Tu mente es donde tomas todas las decisiones: ordenas tus pensamientos y decides lo que vas a hacer. Tu cuerpo sirve para convertir esos pensamientos y sentimientos en acciones y comportamientos. Tu espíritu es la parte más profunda, es lo que eres en el fondo. El estado de tu espíritu determina tus pensamientos, sentimientos y perspectivas.

Esto significa que tu espíritu influye en tu comportamiento. Por eso es importante tener un espíritu sano, un sentido positivo y fructífero de uno mismo.

Las personas pueden sentirse desconectadas no sólo de los demás, sino también de sí mismas. Pueden surgir preguntas como: ¿Quién soy realmente? ¿Tengo un propósito, y si es así, cuál es?

¿Cuáles son mis valores fundamentales? ¿Cuáles son mis puntos fuertes y débiles? ¿A quiénes quiero más? Hay que profundizar en estas preguntas, pero no hay que precipitarse. Hazlas parte de tu rutina matutina. Piensa en una pregunta al día que explore tu identidad principal.

Escribe tu pregunta y luego tu respuesta. Si te lleva más de una sesión matinal responder a una pregunta, continúa al día siguiente. Haciendo esto, aprenderás más cosas sobre ti mismo, puede que te quedes sorprendido con tus respuestas. Internamente, saber más sobre ti mismo te ayudará a alcanzar más objetivos y a ser más productivo en general. Lisa Allen comprendió que tenía que entenderse mejor a sí misma para vivir una vida mejor. Sabía que el sacrificio era necesario y estaba dispuesta a hacer lo que fuera necesario.

Piensa en tu vida, en tus acciones, en tus sentimientos y en tus pensamientos. Identifica los pensamientos negativos que parecen acosarte con frecuencia. Pueden ser pensamientos como: "No soy lo suficientemente inteligente. Me gustaría ser mejor persona. No soy una buena persona. Cualquier otro puede hacer esto mejor que yo. Nunca podré perder peso". Puede que creas que pensamientos como estos sólo te motivan a hacerlo mejor. No es así. Si un padre critica constantemente a su hijo, diciéndole lo malo que es, ¿desarrollará el niño una autoestima sana?

Lo más probable es que no. A ti te pasa lo mismo. Los pensamientos con los que te bombardeas se convertirán en parte de tu identidad. Si te consideras patético, poco hábil o inútil, empezarás a actuar de esa manera.

Entonces tu mente seguirá bombardeándote con pensamientos, como por ejemplo: derecho. Eres patético. Eres inexperto. Eres un inútil".

· · ·

Cuando estos pensamientos entren en tu mente, recházalos. Si el pensamiento comienza a formarse, di en voz alta: "¡Para!" Aunque tengas que repetir la palabra "para" varias veces, hazlo hasta que el pensamiento negativo desaparezca.

Recupera tu autoridad y tu posición como guardián de tu mente. Si un pensamiento negativo sigue molestándote, levanta la mano, con la palma hacia fuera, y di: "¡Para!". Si es necesario, imagina un bastón en una mano y una espada en la otra mientras dices con voz fuerte y autoritaria: "¡No pasarás! " Luego, decide sustituir esos pensamientos negativos por otros positivos y más brillantes.

Del mismo modo que profundizas en tu interior, examina el mundo de forma similar. Hazte preguntas como ¿Por qué hay tanta gente infeliz? ¿Qué pueden hacer para encontrar la felicidad?

¿Qué es lo que el mundo considera importante? ¿Es similar a mi perspectiva, o es diferente? ¿Qué hace que la gente sea hiriente e indiferente? Cuando respondas a preguntas como éstas, comprenderás mejor a las personas. También puede enseñarte a ser amable con los que no lo son.

. . .

Aunque vivimos en un mundo en el que estamos rodeados de gente a diario, no necesitamos vivir con una mente de colmena. Somos individuos. Atrévete a ser diferente.

Una cosa que roba la felicidad a mucha gente es el fracaso. ¿Cómo reaccionas cuando no tienes éxito? ¿Te sientes desolado y te pones en contra de todos los que te rodean, o eres capaz de sacudirte el polvo y seguir adelante? Podemos desearlo, quererlo e incluso creerlo, pero no todo está bajo nuestro control. Las circunstancias imprevistas se llaman imprevistas por una razón. Hay cosas que suceden y que nunca podrías haber visto venir.

En lugar de temer las circunstancias imprevistas, acéptalas como parte de la vida. Percibe los temas de las lecciones de la vida. Observa siempre lo que puedes aprender. Si puedes encontrar lo bueno en todo lo que ocurre, será muy difícil que algo te quite la felicidad.

A veces, puedes tener algo en mente que no puedes expresar a otra persona. Puede que sientas que es algo que a los demás no les interesa, aunque sea importante para ti. No te guardes las cosas. Necesitas sacarlo de tu sistema. Una buena idea sería escribirlo. Si algo te ronda la cabeza durante el día, escríbelo en tu diario. A la mañana siguiente, puedes mirar lo que has escrito. Hazlo de forma objetiva, como si lo hubiera escrito otra persona. Escribe una respuesta o réplica a la afirmación. Analízala, como si estuvieras respondiendo a otra persona. Te ayudará a despejar la mente y a evitar que te quedes mentalmente atascado en un lugar.

Muchas personas sugieren la práctica del yoga para la salud espiritual. Calma la mente y el cuerpo. Las personas que practican el yoga atestiguan que ayuda a aliviar el estrés y el dolor mental y físico. Restablece el equilibrio físico y mental y te devuelve al presente con una concentración clara y sin fisuras. Si eres nuevo en la práctica del yoga, puede resultar extraño al principio. Sin embargo, a medida que vayas aprendiendo los fundamentos y avanzando, se convertirá en una de las actividades más importantes asociadas a tu saludable rutina matutina.

Busca vídeos e imágenes inspiradores y medita sobre ellos, uno cada mañana. Piensa en el mensaje que hay detrás del vídeo o la imagen. Explora las formas en que puedes convertirlo en parte de tu vida. ¿Cómo vas a hacer tuya esta preciosa sabiduría? Medita imaginando que eres esa persona: ¿cómo te sientes, te comportas, piensas y hablas?

Todos hemos oído decir a la gente: "Necesito encontrarme a mí mismo" Aunque algunos no entienden esta afirmación, la mayoría lo hacemos. Uno puede perderse tanto en actividades y responsabilidades que se pierde a sí mismo. Tu identidad empieza a tomar forma en torno a las preocupaciones y expectativas de otras personas.

La meditación y el yoga pueden ayudarte a encontrarte a ti mismo, pero lo mejor sería alejarte de tu entorno. ¿Por qué? Porque estás constantemente rodeado de recordatorios de tus obligaciones, responsabilidades y expectativas, necesitas tomarte un descanso y tener tiempo para ti.

Cuando te presionas demasiado, corres el riesgo de agotarte o de sufrir un colapso mental. Ve por avocación.

Y no te preocupes; el mundo no se derrumbará cuando te tomes un descanso. Sin embargo, si no te tomas un descanso, puede que sí lo hagas.

Reza por ti y por otras personas, o piensa en ellas con energía positiva. Si lo piensas, la energía positiva debe ser real. Una persona negativa en una habitación puede hacer que los demás en la misma habitación también se vuelvan negativos, ¿verdad? Todos decimos cosas como:

"Esta persona me da malas vibraciones" o "Siempre que estoy con mi amigo, me siento mucho mejor después".

Dicho esto, aspira siempre a llenarte de energía positiva, que puedes extender a los que te rodean.

Además, puedes pensar en cosas que puedes hacer o decir para mejorar el día de alguien o mejorar su vida en general. Hazlo sin juzgar ni sermonear. Hazlo con amor y compasión.

6

Cada pequeña cosa que haces

En este capítulo, veremos formas prácticas de hacer realidad una rutina matutina saludable. El propósito de esta rutina matutina es que usted tenga la felicidad definitiva en sus cimientos. Usted sabe que quiere que su vida cambie. Sabe que es posible. Sabe que le llevará tiempo, disciplina y perseverancia. Ahora, es el momento de pasar a la acción. Di adiós a la negatividad y a la ansiedad.

Dale un empujón a tu cuerpo

Este libro está lleno de sugerencias para su rutina matutina. Es obvio que no podrás encajar 30 actividades en una mañana.

. . .

Puedes seguir la misma rutina matutina, o puedes tener una rutina diferente cada mañana; por ejemplo, una para el lunes, otra para el martes, y así sucesivamente. Eso sí, debes mantenerla estructurada. Recuerda que un comportamiento repetido se convierte en un hábito. No te desvíes demasiado. Estás en el proceso de reprogramar tu mente. Cuando tu rutina matutina esté en marcha, pronto verás los resultados, mostrándote que cada pequeña cosa que hagas te traerá la felicidad que deseas.

La sed es lo primero

Todos conocemos esa sensación de despertarse por la mañana con la sensación de que la lengua va a salir del cuerpo y encontrar agua para lamer en algún lugar. ¿Por qué ocurre esto? No debería sorprendernos, ya que nuestro cuerpo está formado por un 80% de agua. Necesitamos agua para importantes funciones corporales: la restauración de las células, la limpieza de los órganos y otros procesos químicos. Hay que beber suficiente agua al levantarse (uno o dos vasos grandes), pero si se sigue teniendo sed, el agua no es suficiente. En ese caso, también hay que reponer los electrolitos. Los electrolitos regulan el movimiento del agua dentro y fuera de las células. Los electrolitos incluyen el potasio, el cloruro, el sodio, el calcio, el magnesio y el fósforo.

. . .

Los encontrarás en alimentos y bebidas fácilmente disponibles, como los plátanos, el agua de coco, el agua con electrolitos, la carne blanca y el aguacate.

Los signos de deshidratación son la sed intensa, la piel seca, el dolor de cabeza y la presión arterial baja. El cuerpo consume mucha agua y electrolitos mientras duerme. Los procesos químicos que tienen lugar durante la noche utilizan agua, y pierdes agua mientras respiras y sudas, especialmente si las temperaturas son altas. Así que, lo primero es lo primero: ¡rehidrátate!

No te comas esa dona

Como aprendimos en el capítulo 3, lo que comes tiene una influencia directa en tu cuerpo y en tu cerebro.

Por lo tanto, si come alimentos poco saludables, puede tener efectos perjudiciales para sus capacidades cognitivas. ¿Hasta qué punto eres consciente a la hora de elegir el desayuno? Si quieres sacar el máximo partido a tu día, debes prestar atención a lo que consumes.

. . .

Por desgracia, la mayoría de los desayunos comprados en las tiendas contienen demasiado azúcar y están excesivamente procesados. El desayuno que tomes tendrá consecuencias o resultados positivos: tú eliges.

Veamos algunas opciones de desayunos saludables. Puedes incorporar fácilmente un desayuno saludable, como estos ejemplos, a tu rutina matutina.

La primera opción de desayuno es relativamente sencilla.

Deja en remojo media cucharadita de semillas de chía durante la noche en una tercera parte de una taza de leche de almendras. Por la mañana, coge un puñado de fresas y pícalas en trozos grandes. Pica también una manzana.

Mezcla la fruta en un cuenco y completa con las semillas de chía. A continuación, añade una cucharadita de semillas de amapola. Mézclalo todo y tu desayuno estará listo.

Para la siguiente opción de desayuno, añade un puñado de copos de cereales sin gluten en un bol. A continuación, añade un puñado de fresas picadas.

Añade una taza de yogur de fresa. A continuación, puedes añadir un puñado de anacardos. Retira las semillas de una fruta de la pasión y añádelas al bol. Mézclalas y disfruta.

La siguiente opción de desayuno es para aquellos que son veganos. Mezcla media taza de gachas de trigo sarraceno con leche de almendras. Pica un plátano grande y añádelo a la mezcla. Coge un puñado de cerezas, descorazónalas y córtalas por la mitad. Añádelas al bol. A continuación, añade 2 cucharadas de almendras.

Mézclalas y ¡buen provecho!

Si buscas un desayuno salado, cuece 50 gramos de trigo sarraceno. Pica un trozo de melón cantalupo o melón dulce. Pica una ciruela roja en trozos grandes. Añade todo a un bol. Pica 30 gramos de queso de cabra y añádelo al bol. Añade un puñado de menta fresca picada. Añade un chorrito de aceite de canola prensado en frío.

Mezcla todo, y completa con dos lonchas de jamón de Parma. Que aproveche.

. . .

He aquí otra idea de desayuno salado. Cocer 45 gramos de cebada perlada. Picar y asar un pimiento. Picar y asar un calabacín. Añade todo a un bol. Luego, añade 30 gramos de queso feta picado. Añade 30 gramos de jamón ahumado. Completa con un puñado de perejil fresco, ¡y a comer!

Estas son sólo algunas ideas de desayunos para dar a tu cuerpo y a tu mente el impulso que necesitan. Como puedes ver, los ejemplos de desayunos son bastante sencillos y rápidos de preparar. Los ingredientes utilizados en estos ejemplos te proporcionarán la energía, los nutrientes y la nutrición que necesitas para que tu cuerpo y tu mente se sientan bien y felices.

¡Al suelo y dame veinte flexiones!

Tanto si eres un fanático del fitness como si no, sabes y comprendes que el ejercicio es importante. Las cosas que hacemos a nuestro cuerpo tendrán un impacto en nuestros sentimientos, pensamientos y comportamiento. Esto puede influir en nuestros hábitos, malos o buenos. No te preocupes; el ejercicio no tiene por qué ser riguroso ni hacerte sentir como si estuvieras a punto de perder un pulmón. Empieza despacio y con calma. A medida que tu cuerpo se adapte, tus ejercicios pueden ser más intensos. La gente rehúye el ejercicio porque cree que es una experiencia dolorosa. No tiene por qué serlo.

Elija su opción

Dependiendo de la razón por la que haga ejercicio, hay tres tipos principales de ejercicio. Estos son:

- Ejercicio aeróbico cardiovascular
- Entrenamiento de fuerza
- Estiramientos

Si tiene una afección médica o quiere hacer ejercicio de forma segura, consulte primero a su médico. Ellos podrán indicarle la dirección que debe seguir.

Ejercicio aeróbico cardiovascular

Este tipo de ejercicio suele denominarse cardio o aeróbico. Estos ejercicios se realizan para aumentar el ritmo cardíaco, lo que también hace que se utilice más oxígeno. Los ejercicios son repetitivos y rítmicos.

Entrenamiento de fuerza

Cuando quiera construir o mantener los músculos, debe elegir el entrenamiento de fuerza. Incluye el levantamiento de pesas para obtener resistencia (por lo que también se denomina entrenamiento de resistencia, musculación o tonificación). Se comienza con un peso determinado para levantar, y a medida que se continúa con este entrenamiento, los pesos se vuelven progresivamente más pesados. De este modo, se construye y se mantiene la masa muscular.

Estiramiento

Al estirar, se mejora la flexibilidad de los músculos alargándolos. Esto facilita la realización de las tareas cotidianas y previene las lesiones. Alivia la tensión de los músculos, mejora la circulación y mejora la postura.

Sigue adelante y vuélvete adicto

. . .

Como aprendimos en el capítulo 1, el cerebro libera factor neurotrófico derivado del cerebro (BDNF) y endorfinas cuando se hace ejercicio, lo que puede ser altamente adictivo. Por suerte, este tipo de adicción se fomenta. Sin embargo, no te lances directamente a hacer ejercicio.

Primero hay que calentar para evitar lesionarse mientras se hace ejercicio.

Paso 1: Calentamiento

Ten en cuenta que estirar y calentar no es lo mismo. Hay una diferencia. Hay que calentar antes de hacer cualquier ejercicio.

Póngase de pie con los pies firmemente plantados en el suelo. Asegúrate de que mantienes una buena postura: la barbilla levantada, los hombros ligeramente echados hacia atrás, el estómago metido y los pies paralelos. La cabeza debe estar directamente por encima de la pelvis.

De este modo, el peso de todo el cuerpo se desplaza para que la columna vertebral o cualquier otra parte del cuerpo no sufra demasiada tensión.

. . .

De pie, inclina la cabeza hacia atrás y mira hacia arriba.

Mantenga esta posición durante un segundo y luego incline la cabeza hacia abajo. La barbilla debe tocar el pecho. Repita esta acción durante 10 segundos. Ahora, mire hacia delante. Incline la cabeza hacia un lado, como si intentara tocar su hombro izquierdo con su oreja izquierda. No incline demasiado la cabeza. Mantenga la posición durante un segundo. Ahora incline la cabeza hacia el lado derecho. Repite este patrón durante 10 segundos.

Vuelve a mirar al frente. Manteniendo la cabeza erguida, gírela todo lo que pueda hacia su izquierda. Ahora debe mirar en paralelo con el hombro izquierdo. Mantenga la cabeza en esta posición durante un segundo. Ahora, gire la cabeza hacia el lado derecho. Repita esta operación durante 10 segundos. Con los brazos sueltos a los lados, mire al frente y gire los hombros, hacia arriba en la parte trasera y hacia abajo en la parte delantera. Mira a tu izquierda mientras sigues rotando los hombros. A continuación, vuelva a mirar hacia delante y a la derecha, sin dejar de girar los hombros. Repite estas acciones durante 10 segundos.

. . .

A continuación, levante la pierna izquierda manteniendo la rodilla doblada, relajando la parte de la pierna que está debajo de la rodilla. En el momento en que levantes la pierna, levanta los dos brazos por encima de la cabeza con las palmas de las manos hacia delante. Permanezca en esta posición durante un segundo. Cuando bajes los brazos, baja también la pierna. No dejes caer los brazos ni la pierna. Llévalos físicamente a su lugar. Ahora repite esta acción, levantando la pierna derecha. Continúa con este ejercicio durante 10 segundos.

Luego, inclínese hacia el lado izquierdo, con la mano izquierda sobre la cadera, mientras levanta la mano derecha por encima de la cabeza, inclinada hacia la izquierda, y con la palma de la mano hacia delante. La rodilla izquierda debe estar ligeramente doblada. Cambia el peso e inclínate hacia el lado derecho, con la mano derecha en la cadera, mientras levantas la mano izquierda por encima de la cabeza, Ahora, tu rodilla derecha debe estar ligeramente doblada.

Repite esto durante 10 segundos. A continuación, con los pies ligeramente separados, levante la mano izquierda por encima de la cabeza. Cambie de mano, levantando la mano derecha por encima de la cabeza y bajando la izquierda. Repita este proceso durante 10 segundos.

· · ·

Acerca los pies, pero no demasiado. Levanta los brazos horizontalmente junto a tu cuerpo. Las manos, los hombros y los brazos deben formar una especie de línea de flotación, con las palmas hacia delante. Baja lentamente los brazos hacia los lados y vuelve a levantarlos.

Repita la operación de levantar y bajar los brazos durante 10 segundos. Ahora, vuelve a levantar los brazos en horizontal, esta vez con las palmas hacia abajo. Haz pequeños círculos con ambos brazos: hacia abajo en la parte trasera y hacia arriba en la parte delantera.

Ahora, ponte de pie con los pies un poco más separados, con ambas manos en las caderas. Gire la parte superior del cuerpo hacia la izquierda, manténgala durante un segundo y luego gire hacia la derecha. Repite este proceso durante 10 segundos. A continuación, ponte de pie.

Levante la pierna izquierda estirándola hacia atrás, sin doblar la rodilla. Lleva la pierna hacia atrás y luego estira la pierna derecha hacia atrás. Repite estos estiramientos durante 10 segundos. A continuación, de pie, levante la pierna izquierda hacia el lado izquierdo. Mientras levantas la pierna, añade todo el espacio que puedas entre las piernas. Baja la pierna izquierda y repite con la derecha. Hazlo durante 10 segundos.

Esa fue la parte del calentamiento. Tus músculos deben estar relajados y calentados, listos para un ejercicio serio.

Paso 2: Ejercicio

Los ejercicios que mencionaré aquí son sólo sugerencias. Puede adaptar su régimen de ejercicios de la forma que considere más adecuada. Puedes hacer la primera parte de estos ejercicios en la cama o en una colchoneta.

Túmbate boca arriba y estira las piernas y los pies. Estira los brazos por encima de la cabeza todo lo que puedas.

Tu cuerpo debe hacer una línea recta. Respira profundamente cuatro veces y siente que tu cuerpo se relaja.

Baja los brazos junto al cuerpo. Relaja las piernas y sube las rodillas con los pies apoyados en la cama o en la esterilla. Con ambas manos, sube la rodilla derecha hasta el pecho sin levantar la cabeza ni provocar tensión en el cuello. Respira profundamente cuatro veces y siente que te relajas.

Sin embargo, debes sentir algo de tensión en los glúteos y en la parte baja de la espalda, ya que estos músculos se están estirando. Suelte la rodilla derecha y apoye el pie derecho en la cama. Ahora, repita el mismo proceso con la rodilla izquierda.

Túmbate en la misma posición que antes, con las rodillas levantadas y los pies apoyados en la cama o en la esterilla.

Levanta la pierna derecha, con el pie estirado hacia arriba. Coge la pierna con ambas manos justo por detrás de la rodilla. Acerque la pierna y enderécela todo lo que pueda, pero sólo hasta donde le resulte cómodo. La rodilla izquierda debe seguir levantada con el pie izquierdo plano. Respire profundamente cuatro veces y sienta que se relaja. Deberías sentir cómo se estiran los isquiotibiales. Suelte la pierna y bájela a la misma posición que la pierna izquierda.

Ahora, levante la pierna izquierda y repita el proceso.

Vuelva a la posición en la que las rodillas están levantadas. Lleva las dos rodillas hacia el pecho, agarrándolas con las manos.

. . .

Mantén las rodillas lo más cerca posible del pecho y respira profundamente cuatro veces. No levantes la cabeza ni provoques tensión en el cuello. Siente que te relajas, excepto por el estiramiento de los músculos de los glúteos y la parte baja de la espalda. Suelta las rodillas y vuelve a la posición en la que las rodillas están levantadas.

Mientras está tumbado con las rodillas apuntando hacia arriba, estire los brazos y las manos de modo que sus manos, brazos y hombros formen una línea. Relaje la parte superior del cuerpo y los brazos, y luego gire la parte inferior del cuerpo hacia la derecha de modo que las rodillas apunten hacia el lado derecho. No levantes la cabeza, el cuello ni los hombros. Respira profundamente cuatro veces y gira la parte inferior del cuerpo hacia el otro lado, con las rodillas apuntando al lado izquierdo.

Repita el proceso y siéntese erguido. Si no utiliza la cama, utilice una silla abierta y cómoda.

Siéntate cómodamente con los hombros hacia atrás y hacia abajo (buena postura) y los pies paralelos entre sí.

Levanta los codos a la altura de los hombros y deja que las manos se toquen a una pequeña distancia por delante del pecho. Ahora, gira la parte superior del cuerpo hacia la derecha todo lo que puedas, sin mover las piernas ni las caderas. Respira profundamente una vez. Ahora gire hacia la izquierda y repita el proceso de seis a ocho veces, respirando profundamente en cada giro. Siente que te relajas y que la parte inferior de la espalda se estira, aliviando la rigidez de la zona lumbar.

Vuelve a sentarte cómodamente con las manos justo detrás de las caderas, con los hombros hacia atrás y hacia abajo. Ahora, expanda el pecho empujándolo hacia arriba y hacia fuera. Respire profundamente cuatro veces y sienta que se relaja. Este ejercicio sirve para alargar los músculos de la zona del pecho.

Vuelva a sentarse cómodamente, siempre con una buena postura. Junte las dos manos y extienda los brazos frente a usted, con los brazos a la altura de los hombros. Las manos deben permanecer entrelazadas. Mire hacia abajo y luego ligeramente hacia su derecha y luego hacia su izquierda. Respira profundamente cuatro veces y siente cómo se estiran los músculos de la espalda justo entre los hombros.

Siéntese erguido y estire ambas piernas. Los pies deben estar apoyados en los talones.

Coloque ambas manos sobre las rodillas. Dobla la parte superior del cuerpo hacia delante, si quieres acercar el pecho a los muslos. Mantenga la parte superior del cuerpo recta. Respire profundamente cuatro veces y sienta que se relaja. Este ejercicio alarga los isquiotibiales.

Póngase de pie y comience a caminar en un punto. En otras palabras, haga como si estuviera caminando. Lleve el talón hasta las nalgas con cada paso. Cierre los puños con ambas manos y llévelos hasta los hombros. A cada paso, baje las manos a los lados y vuelva a subirlas. Hazlo durante 30 segundos.

Póngase de pie frente a su cama o silla y coloque los pies paralelos y separados a la misma anchura que sus hombros. Estire los brazos hacia el frente. Baje lentamente hasta sentarse en la cama o la silla, y vuelva a subir lentamente. Las rodillas no deben sobrepasar los dedos de los pies. Repita este ejercicio de 8 a 10 veces.

Ponte de pie con los pies paralelos y separados a la anchura de las caderas. Manteniendo las piernas y la espalda rectas, inclínese y acerque el pecho a los muslos.

· · ·

Inclínese sólo desde la cintura. Mantenga esta posición mientras respira profundamente cuatro veces.

Vuelva a ponerse de pie lentamente. Este ejercicio estira los isquiotibiales.

La sugerencia de ejercicio anterior es un ejercicio universal que beneficiará a la mayoría de las personas. Puede añadir cualquier otro ejercicio de su elección. Si te gusta el cardio, puedes hacer aeróbic, correr, trotar o bailar. Si quieres construir o mantener los músculos, puedes hacer levantamiento de pesas, o si quieres mejorar el equilibrio y el tono muscular, puedes hacer estiramientos o yoga. Todos estos son ejemplos. En el mundo del ejercicio, hay muchas opciones. Elige lo que quieras y lo que te haga feliz.

Si eres totalmente nuevo en el ejercicio, puedes empezar poco a poco, como Lisa Allen. Ella tenía sobrepeso, pero después de años de entrenamiento, se convirtió en una persona delgada, en forma y capaz de correr un maratón.

A medida que su cuerpo se adapte, puede aumentar la intensidad y la duración de sus ejercicios. Tu cuerpo te lo agradecerá.

Tu mente es un músculo

De la misma manera que su cuerpo requiere ejercicio, también lo necesita su cerebro. Quieres una nueva rutina matutina porque quieres ver resultados. Sin embargo, como a tu mente le gusta que las cosas sigan igual, puede intentar evitar el cambio bombardeándote con distracciones. Tienes que conseguir que tu mente se alinee con tus necesidades. En esta etapa, necesitas una rutina matutina más saludable, y necesitas ser feliz. Si te das cuenta de que te estás distrayendo, detente un momento y cambia tu enfoque. Decide conscientemente que vas a apartar tu atención de las distracciones y centrarte en lo que hay que hacer.

Es como anular un programa de ordenador. Tu cerebro te avisará porque estás haciendo las cosas incómodas al salir de tu zona de confort. Tienes que salir de tu zona de confort para hacer cambios. Es una parte necesaria del desarrollo de una nueva rutina matutina para ser feliz.

Puede que tu mente haya decidido que se conforma con vivir la vida tal y como es, pero sabes que quieres más. Sigue diciéndote a ti mismo que hay un propósito en lo que estás haciendo.

· · ·

Hay una razón por la que necesitas salir de tu zona de confort. De este modo, dominarás tu mente y recuperarás el control.

También puedes decidir que, por ese día, no hablarás contigo mismo de forma perjudicial, ni te insultarás.

Decide que vas a confiar en tus capacidades y que tienes el potencial y el poder de tener éxito y ser feliz. Por supuesto, incluso cuando decidas ser feliz, no significa que las cosas sólo vayan a ir a tu favor a partir de ese momento. Seguirán ocurriendo cosas malas, y a veces te enfadarás. Por eso, decide que vas a encontrar un equilibrio entre la lógica y tus emociones. Decide que no pensarás ni actuarás según tus sentimientos, sino según tu lógica y tu razón. Aquí encontrará algunas sugerencias que puede incluir en su rutina matutina.

En cuanto te despiertes, intenta recordar tus sueños. Sería bueno que tuvieras un diario de sueños. Durante el día, te enfrentas a muchos retos, tienes problemas que resolver y te enfrentas a otras cosas que dependen de una fuerte capacidad cognitiva. Cuando te vas a dormir por la noche, tu cerebro sigue trabajando, tratando de resolver los problemas.

. . .

Cuando piensas y recuerdas tus sueños, tu cerebro puede aportar soluciones a algunos de tus problemas.

A continuación, haz la cama. Tu día consistirá en numerosas tareas que tendrás que completar. Un éxito te hace sentir bien y te motivará para completar la siguiente tarea. Hacer la cama es bastante sencillo: cualquiera puede hacerlo. Esto significa que, al hacer la cama, ha conseguido su primer éxito. Un entorno limpio y ordenado relajará su mente y aclarará sus pensamientos.

Cuando te acuestes por la noche, tu cama ya estará hecha, lo que completa tu éxito del día.

Necesitas beber agua y reponer tus electrolitos. Como tu cuerpo está deshidratado después de dormir, puedes experimentar malestar y, a veces, incluso dolores de cabeza. Cuando estés rehidratado, te sentirás mucho mejor y tu mente estará clara y aguda.

Cuando te cepilles los dientes, utiliza la mano contraria. Si eres diestro, utiliza la mano izquierda, y viceversa. Esto estimulará tu cerebro y mejorará la capacidad cognitiva al añadir conexiones neuronales.

· · ·

Al igual que el cerebro necesita agua para funcionar, también necesita oxígeno. Para ello, puedes hacer ejercicios de respiración. Esto también te ayudará a despejar la mente y a combatir la fatiga.

Escribe en un diario. Puedes repasar los planes del día o escribir las cosas por las que estás agradecido. También puedes escribir pequeños objetivos que te gustaría alcanzar en el día. Tenemos que apreciar lo que tenemos para poder tener gratitud por las cosas que queremos. La mejor manera de practicar la gratitud es pensar en todo lo que agradeces y que el dinero no puede comprar.

Encuentra un libro que te intrigue. Empieza a leer cada mañana durante 10 minutos. Esto no sólo estimulará tu cerebro, sino que te ayudará a crecer intelectualmente y a mejorar tus habilidades lingüísticas.

Escribe el alfabeto, cada letra debajo de la otra. Piensa en un nombre para cada letra. Hazlo cada mañana para estimular el cerebro. Intenta escribir cada día diferentes sustantivos para cada letra.

Dedica algo de tiempo a los juegos de ingenio, como el sudoku, los crucigramas o las pruebas matemáticas.

Esto mejorará la función cerebral y la memoria, además de ayudar a combatir las enfermedades degenerativas relacionadas con el cerebro.

Mejore sus capacidades cognitivas aprendiendo un idioma. Los idiomas son complejos y difíciles de aprender.

Será un gran ejercicio para tu cerebro, que se mantendrá joven y vibrante. Tendrás una mayor concentración y mejorarás tu capacidad para resolver problemas.

Cuando ejercitas tu mente, te vuelves más hábil en la resolución de problemas y el pensamiento crítico. Tu mente estará clara y aguda, rindiendo al máximo durante el día, y si tu mente es feliz, tú también lo serás. De nuevo, puedes empezar poco a poco. Empieza eligiendo un ejercicio para tu mente y, a medida que tus capacidades cognitivas aumenten, puedes añadir ejercicios más desafiantes a tu rutina matutina.

Afirmación y meditación

. . .

El amor por lo que haces es un gran motivador para seguir haciéndolo. Por lo tanto, tienes que abordar tu rutina matutina con amor, devoción y pasión. Es bueno que tu mente y tu cuerpo estén alineados con tu necesidad de felicidad, pero tu espíritu también debe estar en sintonía. Como ya comentamos en el capítulo 5, tu espíritu se refiere a tu identidad central y a tu actitud ante la vida. Esto es lo que realmente eres, formado por tus valores fundamentales, creencias, mentalidad y percepciones.

La vida tiene sus altibajos, todos lo sabemos. Es saludable no tener una expectativa de cuento de hadas de la vida, pensando o creyendo que todo irá siempre según el plan. Surgirán obstáculos. Nos enfadaremos. Sin embargo, si reajustamos nuestra actitud, nuestra mentalidad y nuestros hábitos, podemos afrontar los obstáculos y las dificultades con valentía, sin perder nuestra felicidad profunda. Esta felicidad puede lograrse ejercitando nuestra mente, cuerpo y espíritu.

Meditación con sentido

En años anteriores, la meditación estaba mal vista porque se consideraba parte de las prácticas y religiones orientales.

Sin embargo, la meditación se debe aceptar e incluso fomentar en la cultura occidental. La meditación puede practicarse sin relacionarla con ninguna religión. Puede utilizarse simplemente como una herramienta para aclarar y calmar la mente.

A continuación, se presentan algunas sugerencias que pueden utilizarse para la meditación. Estarás sentado durante la meditación. Utiliza una silla, tu cama, el suelo, una esterilla de ejercicio o de yoga, o cualquier lugar que te resulte cómodo. Algunas personas prefieren estar tumbadas mientras meditan, pero sentarse erguido ayuda a mantener la atención y la concentración.

Siéntate erguido con la columna vertebral recta y cierra los ojos. Imagina que tu mente es un estanque con agua turbia. Ahora imagina que una corriente de agua limpia entra en el estanque, lavando toda el agua turbia hasta que el estanque queda cristalino. Este ejercicio te ayuda a concentrarte y a ignorar las distracciones mientras limpias tu mente. Meditar con este método lleva de 2 a 3 minutos.

Endereza la espalda y la columna vertebral. Tienes que estar estable y firme, pero relajado.

· · ·

Respira profundamente cuatro veces. Inspira por la nariz y espira por la boca. Nota que te sientes cada vez más cómodo. Dirige toda tu atención a tus pies cuando estén apoyados en el suelo. Sea consciente de todas las sensaciones que experimenta en torno a sus pies. Tanto si llevas calcetines como zapatos o estás descalzo, concéntrate en las sensaciones alrededor de tus pies. Diga la palabra "sentir" en su mente, y luego continúe sintiendo cada sensación alrededor de sus pies.

¿Cuáles son esas sensaciones que sientes? Intenta describirlas. ¿Es una sensación agradable? Si es así, disfruta de las sensaciones y sé consciente de ellas. Si las sensaciones son desagradables, supere los sentimientos desagradables y permanezca relajado. Aleja tu atención de los pies y céntrate en las manos. Explora las sensaciones que rodean a tus manos. Sé curioso y abierto.

Intenta describir estas sensaciones en tu mente. ¿Las sensaciones son agradables, desagradables o neutras?

¿Sientes una brisa o calor? ¿Tus manos tocan algún tipo de material? ¿Qué sientes?

. . .

Ninguna respuesta es incorrecta, siempre que sea sincera.

Ajusta tu enfoque de tal manera que incluya tus manos y pies. ¿Qué sientes? ¿Eres capaz de mezclar las sensaciones que rodean a tus manos y pies con éxito? Si no es así, inténtalo de nuevo, manteniendo la calma y la relajación. Siente las sensaciones y descríbelas. Dígase a sí mismo que esto es lo que está sintiendo cuando se trata de sus manos y pies. Sigue experimentando estas sensaciones hasta que te sientas completamente relajado y tu mente se sienta clara, abierta y renovada. Este método de meditación puede durar de 5 a 10 minutos.

Siéntese erguido, enderezando la columna vertebral hacia el techo. Cierra los ojos y haz tres respiraciones profundas y relajantes. Despeje cualquier tensión en la frente y el cuero cabelludo relajándolos. Sienta cómo se relajan los músculos de la frente y el cuero cabelludo. Sin prisas, empieza a relajar los músculos que rodean los ojos. Sea consciente de cómo se relajan los músculos alrededor de los ojos. Ahora, pase a los músculos de las mejillas y la mandíbula, y concéntrese en sentir cómo se relajan estos músculos. A continuación, relaje la garganta y la laringe.

Observe cómo se siente.

. . .

Ahora, relaje todos los músculos del cuello y los hombros.

Sienta cómo los músculos de los hombros se relajan hacia atrás y hacia abajo. Deje que la zona de la cabeza y el cuello se relaje aún más. Concéntrese en aflojar los músculos y sienta cómo empiezan a relajarse. Deje que la sensación de relajación fluya desde la cabeza hacia abajo. Sea consciente de todas las sensaciones mientras libera la tensión. Relaje completamente los brazos y las manos.

Empieza por la parte superior del brazo derecho y siente cómo se relaja por completo. A continuación, pase al antebrazo y sienta cómo se aflojan y relajan esos músculos. Pase a la mano, relájela y luego los dedos. Ábrete por completo a las sensaciones. Repite estos pasos de relajación con el brazo izquierdo.

Libere la tensión en el pecho y en la parte superior de la espalda. Siente cómo se relajan los músculos. Si algún músculo está demasiado tenso para relajarse por tu voluntad, invítalo a relajarse e intenta que se suelte. Sin embargo, si no lo hacen, simplemente acéptalo y sigue adelante. No te centres ni pienses en los músculos que no se relajan, sino en los que se relajan y te producen buenas sensaciones.

· · ·

Comience a relajar los músculos del centro y del abdomen.

Esto incluye los costados, el vientre, la zona de la cintura y la parte baja de la espalda. Relaje su vientre completamente. Durante esta meditación, no te preocupes por él. Permita que esté abierto, vulnerable y suave. Libere toda la tensión de su vientre. Observa cómo cambia tu respiración y respira profundamente varias veces. Concéntrese en relajar los músculos de la región pélvica. Libera la tensión de tus caderas y nota lo bien que te sientes. Sé plenamente consciente de la relajación de tu región pélvica.

Ahora, concéntrese en sus piernas y pies, relajándolos completamente. Empieza por los músculos del muslo de la pierna derecha y siente cómo se libera la tensión.

Continúe con los músculos de la espinilla y la pantorrilla, relajándolos. Sé consciente de lo que sientes. A continuación, relaja el pie y pasa a relajar los dedos. Siente todas las sensaciones. Sigue describiendo estas sensaciones en tu mente. Repite el proceso con la pierna y el pie izquierdos.

Concéntrate en todo tu cuerpo, sintiendo las sensaciones que acompañan a la relajación de todos tus músculos. Sé consciente de cómo se libera la tensión, y suéltala en todo tu cuerpo.

Si algún músculo no ha podido relajarse, sé consciente de ello y acéptalo, pero mantén tu atención en todas las buenas sensaciones que acompañan a la relajación de tus músculos. Sigue disfrutando de estas sensaciones cálidas, calmantes, suaves y blandas. Este método de meditación puede durar de 10 a 15 minutos.

Si eres nuevo en la meditación, comienza con algo corto y, a medida que crezcas y te desarrolles, puedes aumentar la duración de tus ejercicios de meditación.

Buenos días, Afirmaciones

El propósito de las afirmaciones es expulsar la negatividad y hacer que te sientas más positivo, confiado y feliz. Si tienes falsas creencias negativas, las afirmaciones positivas te ayudarán a eliminarlas y a sustituirlas por creencias y pensamientos más saludables. A medida que avanza el día, su mente está llena de pensamientos reactivos, ya que su cerebro reacciona a las situaciones y a las personas. Las afirmaciones son pensamientos positivos intencionados, ya que tienes tiempo para pensarlos con calma y aplicarlos a tu vida.

Algunas personas consideran que las afirmaciones son un tipo de meditación porque este proceso incluye limpiar la mente de la negatividad y sustituirla conscientemente por pensamientos positivos. Las afirmaciones incluyen pensamientos sobre lo que quieres de la vida, lo que quieres ser y lo que quieres crear. Puedes decir afirmaciones en voz alta, leerlas, escuchar afirmaciones grabadas o escribirlas tú mismo. Escribir afirmaciones es más efectivo, ya que la escritura requiere la mayor parte de tu concentración. Puedes escribir las afirmaciones en una especie de diario.

Elige algunas de estas afirmaciones y escríbelas en notas adhesivas que puedes pegar en la pared de tu habitación o en el espejo. De este modo, podrás ver y leer fácilmente las afirmaciones.

Para ayudar a su mente a aceptar y absorber las afirmaciones, debe repetir las mismas afirmaciones varias veces. La repetición crea hábitos, ¿recuerdas? Tener pensamientos buenos y positivos como hábito cambiará tu vida. Utilizar afirmaciones es una forma segura de reprogramar tu mente con positividad. No finjas hasta que lo consigas, haz que cada afirmación sea personal.

. . .

Cada vez que las leas o repitas, hazlo con sentimiento y verdad.

Tal vez quieras repetir las afirmaciones para que se graben en tu mente. Repite dos afirmaciones como máximo. Elija dos afirmaciones que tengan un valor o un significado profundo para usted, o elija algo que sea más relevante en ese momento. Puedes elegir repetirlas durante una semana o un mes, dependiendo de cómo te sientas. Repetir demasiadas afirmaciones a la vez diluirá tu enfoque, y las afirmaciones no serán tan efectivas.

Hay días en los que necesitarás ánimo. En esos días, puedes utilizar afirmaciones grabadas y escucharlas mientras realizas tus tareas diarias. Preferiblemente deben ser tareas que no requieran mucha concentración.

Es posible que hayas encontrado afirmaciones de una fuente externa, como un libro o una grabación. Reescribe estas afirmaciones con tus propias palabras, haciéndolas así personales y relevantes para tu propia vida.

Si decides escribir tus propias afirmaciones, aquí tienes algunas sugerencias:

- Me acepto y me quiero incondicionalmente.
- Me honro y me respeto a mí mismo. Estoy en paz conmigo mismo.
- Vivo en paz y armonía con los que me rodean. Tengo confianza.
- Me encanta conocer gente nueva.
- Tengo derecho a elegir lo mejor para mí.
- Soy capaz de aprender y crecer.
- Acepto todas las emociones, ya que todas tienen un propósito.
- Acepto y permito el cambio para convertirme en la mejor versión de mí mismo. Estoy agradecido por mis seres queridos.
- Permito que las experiencias me enseñen lo que necesito aprender. Yo marco la diferencia simplemente por estar vivo.
- Comparto mis talentos con los que me rodean. Soy apasionado y me encanta vivir.
- Todas estas son sugerencias. Añádelas y personalízalas para que cada afirmación sea tuya. El espíritu es como el espíritu hace

Como se ha dicho antes en este capítulo, tu espíritu es tan importante como tu mente y tu cuerpo. Sólo cuando tu mente, cuerpo y espíritu estén al unísono serás verdaderamente feliz. Exceptuando la meditación y las afirmaciones, como ya se ha dicho, hay otras cosas que puedes hacer también para el fortalecimiento espiritual, añadiendo esto a tu rutina matutina.

. . .

Agradece todo lo que tienes y puedes hacer. Es fácil olvidar las pequeñas cosas. Pregúntale a un hombre que camina por la calle por qué debería estar agradecido, y puede que tenga que pensar un rato antes de responder.

Puede que esté agradecido por su bella esposa y sus hijos, o por la gran casa que posee. Sin embargo, pregúntale a un hombre en silla de ruedas o a un ciego por qué debería estar agradecida la gente. La respuesta será probablemente muy diferente. Tómate tu tiempo y piensa en todo lo que tienes. Puedes ver, caminar, hablar, respirar, bañarte, comer por ti mismo y mucho más. Sí, da gracias por todo lo que tienes.

Esfuérzate por perdonar a los que te han hecho daño, especialmente a los que tienen remordimientos; al perdonar a alguien, no estás aprobando lo que hizo. En cambio, te estás liberando de las cadenas del pasado.

Luego, decide que serás amable con los demás y mostrarás actos de bondad a quienes lo necesiten. La sensación de ser amable con una persona necesitada es indescriptible. Te hace sentir calor, amor, felicidad y todo lo bueno.

Mírate en el espejo. Dígase a sí mismo que se acepta y se quiere. Explícate por qué te quieres. Piensa en todo lo bueno que hay en tu interior y elige sentir el amor que te tienes a ti mismo. Quiérete, pero no demasiado. Permanece siempre puro, amable y gentil, con un equilibrio de orgullo y humildad.

Todos juntos ahora

Puede que tengas que cambiar por completo tu rutina matutina. No es necesario que te precipites. Elige un ejercicio relacionado con tu cuerpo, tu mente y tu espíritu, y empieza con él. A medida que te desarrolles y crezcas, puedes añadir más actividades a tu rutina matutina.

Cuando haya elegido sus actividades, manténgase centrado y decidido, empujando con perseverancia, siguiendo su nueva rutina matutina durante al menos 30 días. Los cambios que experimentarás prometen ser increíbles, ya que te devolverán la felicidad, exactamente como la necesitas.

Recogiendo las recompensas

. . .

Cuando se recompensa a un niño por cortar el césped o lavar los platos, es probable que esté deseando volver a hacerlo. Incluso como adultos, nuestras mentes funcionan de la misma manera. Cuando hay una recompensa relacionada con una determinada acción, es más probable que esa acción se repita. ¿Cuáles son exactamente las recompensas asociadas a una rutina matutina saludable?

¿Qué puedes hacer para asegurarte de que habrá una recompensa después de todo tu esfuerzo? ¿Qué se hace una vez que se han cosechado las recompensas? En este capítulo encontraremos las respuestas a estas preguntas.

Por qué son importantes las recompensas

Como vimos en el capítulo 1, un hábito se forma en cinco pasos: un anhelo, una circunstancia, un desencadenante, una conducta y una recompensa, La recompensa es el beneficio de la conducta, es lo que usted anhelaba en primer lugar. Un mal hábito, como fumar o beber, es un comportamiento repetido con una recompensa perjudicial. Es más difícil cultivar hábitos saludables, ya que las recompensas son a largo plazo (lo que significa que se tarda un tiempo en experimentar la recompensa), o la recompensa no es tangible porque es la eliminación de una recompensa perjudicial.

A la gente le gusta hacer cosas que proporcionan una gratificación instantánea, lo que dificulta el cultivo de hábitos saludables.

Todos preferimos hacer cosas de las que podamos obtener algo. Las recompensas producidas por el comportamiento habitual nos ayudan a hacer cosas que no disfrutamos, simplemente porque esperamos la recompensa. Recibir una recompensa te da placer porque al recibirla, tu cerebro libera endorfinas y dopamina, que son sustancias químicas que te hacen sentir bien y feliz. Tu cerebro asocia entonces esa sensación de buen placer y felicidad con tu último comportamiento.

Cuando haces algo que no conlleva una recompensa, tu cerebro sabe que falta algo. Por eso, la próxima vez que pienses en hacer esa cosa concreta, tu cerebro intentará distraerte para que no la hagas, ya que no habrá recompensa. Imagínate esto: Tu cerebro se da cuenta de que estás a punto de hacer algo que no te proporciona el placer instantáneo de la recompensa -¿Quieres volver a hacer ejercicio? No, aquí, mejor fúmate un cigarrillo.

. . .

Recompensarse a sí mismo crea un recuerdo agradable, y el recuerdo se asocia con el comportamiento que le trajo la recompensa.

La recompensa crea un vínculo entre tu mente y tu cuerpo, y el vínculo se refuerza a través del comportamiento que trae la recompensa.

Establecer un sistema de recompensas

Dado que es más difícil cultivar hábitos saludables, ¿qué puede hacer para mantener un comportamiento nuevo y más beneficioso? Puede hacerlo eligiendo una recompensa que esté asociada a un comportamiento específico.

Puedes elegir una recompensa a largo plazo, pero cuando estás empezando con el nuevo comportamiento, quieres que tu cerebro libere endorfinas y dopamina, lo que no ocurrirá con una recompensa a largo plazo. En otras palabras, su cerebro tiene que liberar las sustancias químicas que le hacen sentirse bien inmediatamente después de haber completado el comportamiento si quiere que éste se mantenga.

Puede elegir una recompensa física, que es algo que hace con su cuerpo justo después de haber completado el comportamiento. Puede ser un pequeño baile que hagas, balancear los pompones, saltar o cualquier cosa que te guste.

Debe ser algo divertido que te haga sentir excitado y feliz, incluso si eso significa que tienes que sacar a tu niño interior de vez en cuando. También puedes elegir una recompensa que tenga una reacción física en tu cuerpo; por ejemplo, tomar un bocadillo saludable, una taza de tu bebida caliente favorita o un batido. Incluso puede ser algo como recibir un masaje o darse una larga ducha.

También puede elegir una recompensa personal, que se relacione con usted como individuo. Si es usted una persona que mantiene su agenda y sus logros utilizando un calendario o una lista de control, marque el logro de cada hábito. Cuando vea el calendario o la agenda llenos de marcas de verificación, experimentará una satisfactoria sensación de logro. También puede fijar dinero en su calendario, por ejemplo, los miércoles y los domingos.

Cuando haya completado todos sus nuevos hábitos durante tres o cuatro días, podrá recoger el dinero.

Las recompensas sociales son cuando te permites conectar con ciertos grupos o personas una vez que has cumplido con ciertos hábitos. Por ejemplo, una vez que has completado tu rutina matutina, puedes abrir Facebook y publicar algo nuevo, o simplemente navegar.

Puede ser que quieras informar a la gente de que estás llevando a cabo tus planes y de que has conseguido mejorar tu vida.

Sea cual sea la recompensa que elijas, cuando recojas tu recompensa, dite a ti mismo que te sientes orgulloso.

Experimenta cada una de las buenas emociones que la acompañan. Siente gratitud y emoción cada vez que sepas que tu recompensa está a punto de ser recogida. No lo hagas como si fuera algo cotidiano. Hazlo a lo grande y celebra cada recompensa.

Celebrar el éxito

En estrecha relación con la celebración de tus recompensas, celebra también tus éxitos. Al final de cada día, piensa en todo lo que has conseguido en esa jornada.

También considera tus logros al final de la semana.

. . .

Luego, puedes considerar tu progreso a través de la consecución de cada hábito y objetivo después de cada mes. Reconoce tus éxitos y fíjate en lo mucho que has progresado desde que empezaste. Piensa en la transformación, el crecimiento y el viaje que estás realizando y en cuál es tu objetivo final.

Mientras piensas en tus logros, considera también los pasos que has dado. ¿Qué le hizo triunfar?

¿Qué has hecho para seguir siendo valiente? ¿Cómo has manejado los obstáculos, como el miedo al fracaso o las circunstancias imprevistas? ¿Sigues teniendo miedo a la tormenta, o has aprendido a bailar bajo la lluvia?

Celebre su éxito compartiéndolo con los demás. Cuéntale a la gente tus éxitos y cómo has trabajado para conseguirlos. Dales consejo cuando lo necesiten. Sé el tipo de persona que hubieras querido tener en tu vida cuando todo era aún nuevo y poco claro. También puedes optar por compartir tus logros con tus seres queridos y sentirte motivado por sus vítores y reconocimientos.

. . .

También puedes elegir una noche de la semana, por ejemplo, un viernes por la noche, para salir con amigos y celebrar tus éxitos. Si tus amigos están pasando por las mismas transformaciones en sus vidas, ¡aún mejor!

Así podréis intercambiar historias, animaros mutuamente y encontrar motivación a través del éxito de los demás, todo ello para trabajar hacia tu objetivo final, que es la felicidad definitiva.

Conclusión

Nuestras mentes son poderosas, lo que puede ser sorprendente y aterrador. Lo asombroso es que podemos formar hábitos controlados por la mente subconsciente, lo que requiere que nuestro cerebro utilice menos energía.

Así, el cerebro puede concentrar la mayor parte de su energía en el pensamiento crítico y en otras tareas importantes. La parte que da miedo es que, si repetimos conductas negativas en aras de la gratificación instantánea, el cerebro convertirá esas conductas en hábitos. Los malos hábitos pueden ser difíciles de romper. Aun así, romper los malos hábitos es posible gracias al trabajo duro, la dedicación y la perseverancia.

La gente tiende a etiquetar a otras personas.

Conclusión

Esto significa que las personas que conoces ya te han puesto sus etiquetas. Estas etiquetas sirven para identificar a una persona. Susan es perezosa.

Bobos un luchador. A Larry le encanta la fiesta. Ana es una cotilla. Cuando decides hacer cambios drásticos en tu vida, la gente te lo reprocha, ya que no les resulta familiar.

A la gente no le gusta que cambiemos las etiquetas que nos pusieron. Sin embargo, si sabes que tu vida tiene que cambiar para que encuentres la felicidad definitiva, debes dar todos los pasos necesarios para conseguirlo, independientemente de las reacciones u opiniones de los demás.

La mayoría de la gente se conforma con vivir una vida mediocre. Puede que tú hayas sido uno de ellos, y si de repente decides que quieres mejorar tu vida, lo encontrarán raro. ¿Hodo la gente reacciona cuando les dices que quieres cambiar? La mayoría de la gente se reirá en tu cara, y puede que incluso te enfrentes al ridículo.

Cuando se le pregunta a un niño qué quiere ser de mayor, ¿crees que el adulto se toma en serio la respuesta? No, lo escuchan sólo para entretenerse.

Si tienes dudas, recuerda que hay otras personas que desean la felicidad y más en la vida.

Estas personas son lo suficientemente valientes como para seguir sus sueños, a pesar de las burlas, los chismes o las críticas negativas. Los que quieren más deciden ser más disciplinados, perseguir sus sueños y hacer lo que sea necesario para alcanzar sus objetivos. Como tú, quieren convertirse en una mejor versión de sí mismos.

Tal vez haya llegado a un punto en el que se pregunte para qué sirve todo esto. Cuando observas a la raza humana, especialmente en lo que respecta a la tecnología, puedes ver claramente que la naturaleza humana es aprender, crecer, mejorar y progresar. El crecimiento y el desarrollo son normales, ¡no la mediocridad!

En el capítulo 1, examinamos la formación de hábitos.

Vimos que los hábitos se forman a través de un comportamiento repetitivo. Para iniciar el comportamiento, es necesario que haya un deseo de obtener una recompensa. Por lo tanto, los pasos para crear un hábito son: un deseo, una circunstancia, un desencadenante, una respuesta y una recompensa. Por ejemplo, tienes hambre.

Ese es el deseo. La circunstancia sería ir a la cocina. El desencadenante es ver la nevera. La respuesta es coger algo para comer, mientras que la recompensa es la sensación de hambre satisfecha.

Conclusión

También conocimos el caso de Lisa Allen, que se vio perjudicada por una ruptura sentimental, tras la cual llegó a un punto de inflexión en el que decidió dar un giro completo a su vida. Consiguió hacerlo dejando de lado los malos hábitos y adaptando nuevos hábitos saludables.

Hemos visto cómo una rutina matutina saludable puede dar un giro a tu día.

Lo que comes y el ejercicio que realizas influyen en tu rendimiento y en tus emociones durante el día. Hemos visto que las falsas creencias pueden impedir que te conviertas en la mejor versión de ti mismo debido a los pensamientos negativos e improductivos. Por lo tanto, es importante adoptar creencias positivas y saludables.

En el capítulo 2 aprendimos que su mentalidad determinará su comportamiento. Si quieres cultivar hábitos positivos, debes tener una mentalidad positiva de crecimiento, que es una mentalidad que está deseosa de aprender y crecer. También vimos que los traumas sufridos en el pasado pueden tener un efecto perjudicial en tu forma de pensar y en tus creencias, por lo que tienes que encontrar una forma de sanar las heridas del pasado.

Puedes hacer algo como acudir a un consejero profesional, unirte a un grupo de apoyo o empezar con una práctica que calme tu mente, como el yoga.

Vimos que, como cada persona es única, nuestras rutinas matutinas también serán diferentes, adaptadas a nuestros propios estilos de vida. La forma de percibir las cosas, como el control, la autoeficacia y el optimismo, se suma a las cualidades únicas de cada persona. El optimismo puede ser disposicional, lo que significa que una persona cree ciegamente que todo saldrá bien, sin importar las circunstancias (lo que a menudo resultará falso). Por otro lado, el optimismo puede ser irreal, es decir, la persona hace juicios sin reconocer los hechos de la situación.

En el capítulo 3, hablamos de cómo puedes preparar tu cuerpo para la felicidad. No debemos esperar a que ocurra algo que nos haga felices, sino que debemos decidir hacer algo al respecto. No dejes que la vida pase, pensando que la vida es lo que es. Si quieres algo, tienes que levantarte e ir a buscarlo.

A continuación, analizamos los beneficios de tomar un desayuno saludable. El cerebro humano necesita nutrientes, como lípidos, proteínas y otros micronutrientes, para funcionar. Lo que comes puede influir en tu estado de ánimo y hacer que te sientas cansado o negativo en general.

A continuación, examinamos los efectos que un cuerpo poco saludable puede tener en la mente. Si no has dormido lo suficiente, sentirás los efectos negativos en tu mente, así como en tu cuerpo.

Un buen descanso nocturno es importante para tener una mente clara y concentrada al día siguiente. El beta-amiloide es una toxina que se forma en el cerebro cuando no se duerme lo suficiente. El cerebro sólo puede eliminar las toxinas mientras duerme; por lo tanto, hay que dormir un número suficiente de horas.

El agua también es esencial para el funcionamiento saludable del cuerpo y el cerebro. También es importante para reponer los electrolitos, que también son necesarios para la salud de los procesos corporales y cerebrales.

En el capítulo 4, hablamos del poder de la mente. Vimos que tu mente es lo suficientemente poderosa como para ser tan engañosa que puede acabar controlándote. Por esta razón, debes ser siempre consciente de lo que tu mente está haciendo. Si tu mente te empuja a hacer lo que no debes, tienes que retomar el control y reformular tus pensamientos. Decide pensar en positivo, manteniéndote alejado de los patrones de pensamiento negativos y destructivos.

Hemos visto que te enfrentarás a muchas tentaciones y obstáculos que intentarán disuadirte de desarrollar una rutina matutina saludable. Cuando te sientas impulsado con un propósito y sigas recordando por qué has elegido este camino, podrás resistir y vencer.

Cuando hayas reconocido cómo es tu vida y hayas elegido cómo te gustaría que fuera tu vida, entonces lo único que queda por hacer es pasar a la acción.

En el capítulo 5, exploramos el espíritu, la parte de ti que es tu verdadero yo. Es tu identidad principal y tu actitud ante la vida. Incluye aquello en lo que crees y tus valores fundamentales. Tener una actitud positiva es de suma importancia, ya que entonces estarás deseoso de hacer cosas nuevas que tengan un impacto positivo en tu vida.

Aprendimos que debemos encontrar la alegría en las cosas cotidianas. La alegría es una experiencia interior, mientras que la felicidad es una expresión exterior que sólo es posible si tenemos la alegría como base. Hemos hablado de la importancia de reconectar con la naturaleza y con las personas. Hacer esto te ayudará a encontrar la paz y la armonía y dará como resultado un espíritu saludable.

En el capítulo 6, vimos sugerencias para una rutina matutina saludable. Empezamos por el cuerpo y analizamos los aspectos relacionados con el ejercicio, el consumo de agua y un desayuno saludable. Debe comenzar con un ejercicio de calentamiento antes de intentar los ejercicios más extenuantes. Hay un plan de ejercicios básicos universal que se proporcionó después de las sugerencias de calentamiento.

Conclusión

Se presentaron los tres tipos principales de ejercicio: el ejercicio aeróbico cardiovascular, el entrenamiento de fuerza y los estiramientos.

Luego, vimos sugerencias para diferentes opciones de desayunos saludables. Algunas de las recetas eran aptas para vegetarianos y veganos. A continuación, hablamos de formas de ejercitar la mente, como recordar los sueños, escribir un diario, leer y participar en juegos de ingenio. A continuación, hablamos de formas efectivas de meditar, lo cual es importante para concentrarse, tener una mente clara y un fuerte autoconocimiento. Las afirmaciones también son herramientas poderosas con las que puedes reprogramar tu mente para deshacerte de los pensamientos negativos.

En el capítulo 7, hablamos del sistema de recompensas que rodea a los hábitos. Las recompensas son importantes, ya que le harán estar más inclinado a repetir el mismo comportamiento. Su mente espera una recompensa y, por lo tanto, querrá hacer cosas que le hagan sentir bien mediante la liberación de sustancias químicas, como la dopamina y las endorfinas. La recompensa crea un recuerdo agradable, que el cerebro asocia con el comportamiento.

Para engañar a su cerebro para que le permita repetir ciertos comportamientos saludables, puede elegir una recompensa que obtendrá una vez que haya completado sus comportamientos de cultivo de hábitos. La recompensa puede ser física, personal o social. A continuación, analizamos la importancia de celebrar tus victorias, incluso si éstas se consiguen completando pequeñas tareas. Celébralo reconociendo tu progreso y considerando tu crecimiento y desarrollo.

Tú sabes cómo es tu vida. Tú sabes mejor que nadie lo que necesitas. Es el momento de pasar a la acción. Olvídate del mundo cínico. Olvídate de los agoreros. Tú eres el autor de tu futuro. La felicidad suprema está a tu alcance, ¡sólo tienes que extender la mano y tomarlo!

www.ingramcontent.com/pod-product-compliance
Lightning Source LLC
LaVergne TN
LVHW021718060526
838200LV00050B/2737